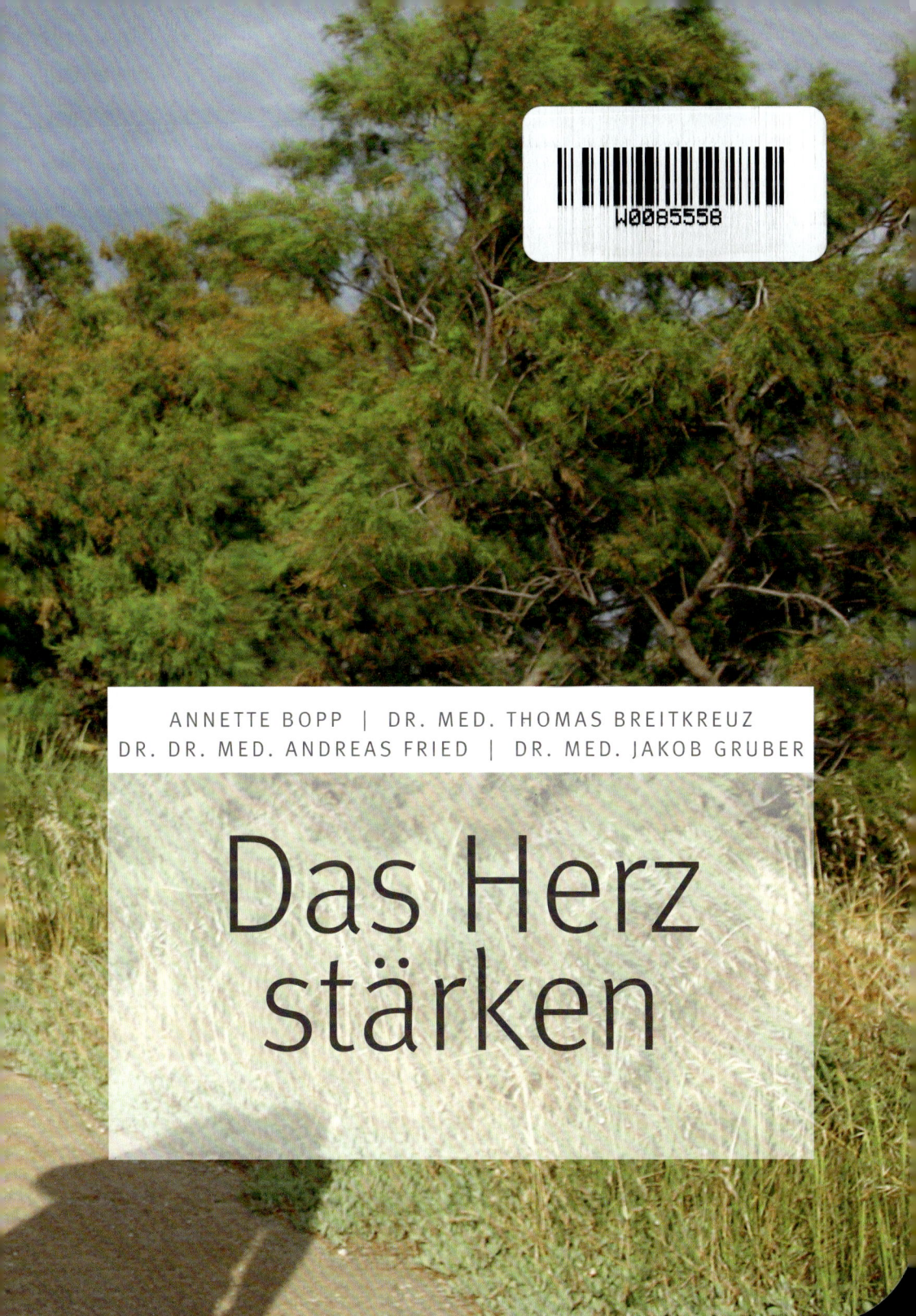

ANNETTE BOPP | DR. MED. THOMAS BREITKREUZ
DR. DR. MED. ANDREAS FRIED | DR. MED. JAKOB GRUBER

Das Herz stärken

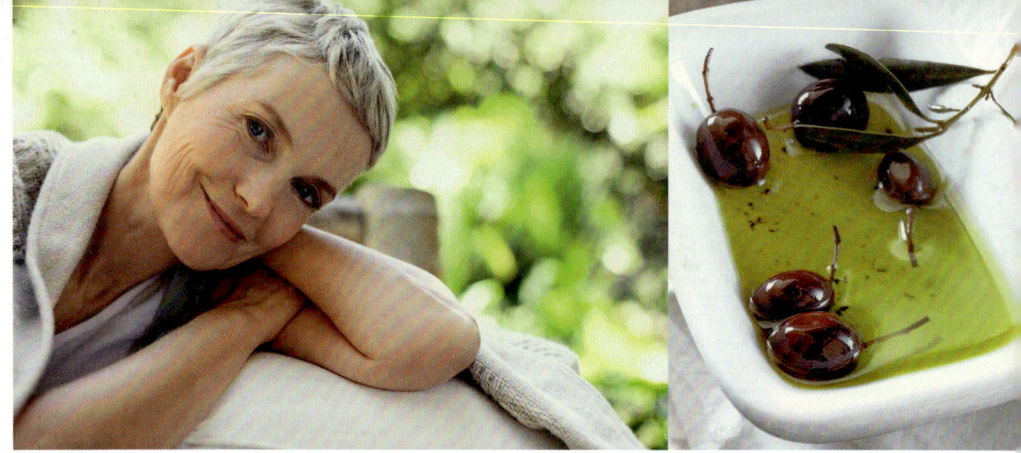

THEORIE

PRAXIS

DIE AUTOREN

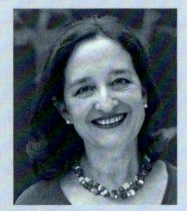

Annette Bopp, Jahrgang 1952, ist Diplom-Biologin und seit 1983 als Journalistin für Medizin und Kultur tätig. Sie arbeitet freiberuflich für viele namhafte Zeitungen, Zeitschriften und Verlage sowie für die Stiftung Warentest. Für ihre Arbeit wurde sie mehrfach ausgezeichnet (www.annettebopp.de).

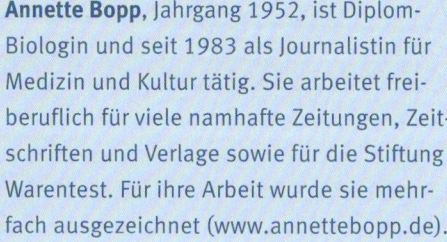

Dr. med. Thomas Breitkreuz, Jahrgang 1964, ist Internist. Von 2001 bis 2010 war er Leitender Arzt der Abteilung für Innere Medizin am Gemeinschaftskrankenhaus Herdecke. Seit 2010 ist er leitender Arzt des Paracelsus-Krankenhauses in Bad Liebenzell.

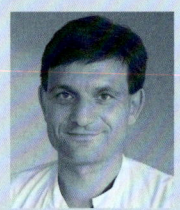

Dr. med. Dr. med. dent. Andreas Fried, Jahrgang 1953, ist Zahnarzt und Internist. Seine Ausbildung zum Kardiologen erhielt er von 1990 bis 1995 am Herzzentrum NRW in Bad Oeynhausen. Seit 1995 leitet er die Abteilung für Kardiologie am Gemeinschaftskrankenhaus Havelhöhe in Berlin.

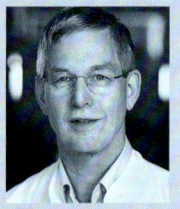

Dr. med. Jakob Gruber, Jahrgang 1965, ist Facharzt für Innere Medizin. Seine Ausbildung zum Kardiologen erhielt er von 2001 bis 2004 am Herzzentrum Wuppertal. Seit 2004 ist er als Oberarzt und seit 2011 als Leiter der Kardiologie am Gemeinschaftskrankenhaus Herdecke tätig.

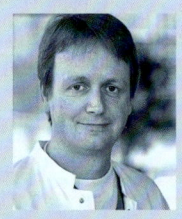

EIN WORT ZUVOR

Weitgehend unbemerkt hat in den letzten Jahren eine Revolution in der Therapie von Herzerkrankungen stattgefunden: Was Sie selbst mit Ihrer Lebensweise tun – sich ausreichend bewegen und entspannen, das Leben rhythmisch gestalten, sich gesund ernähren –, ist auf lange Sicht oft effektiver als Medikamente, Herzkatheter oder Bypass-Operation. Denn die beste Technik verpufft, wenn sie nicht begleitet wird von dem Bemühen um ein herzgesundes Leben. Wie das aussehen kann, lesen Sie in diesem Buch. Dabei geht es nicht nur um das Herz als Zentralorgan des Blutkreislaufs, sondern auch um das Herz als Empfindungsorgan und als Kompass für ein gelungenes Leben.

Dieses Konzept für die Herzgesundheit beruht auf der Anthroposophischen Medizin, die in ihrem ganzheitlichen Ansatz aktueller ist denn je. Sie geht zurück auf den vor 150 Jahren geborenen Philosophen und Forscher Rudolf Steiner. Seine visionären Vorstellungen von der Funktion und Gesundheit des Herzens, die früher oft belächelt wurden, haben sich heute in vielen Aspekten wissenschaftlich bestätigt. Wir verdanken ihm viel.

Je früher Sie aktiv werden, um Ihr Herz zu stärken, desto besser. Kümmern Sie sich also und nicht erst, wenn Sie krank geworden sind, darum! Deshalb richtet sich dieses Buch nicht nur an Menschen, die schon herzkrank sind, sondern ebenso an alle, die sich ein gesundes Herz bis ins hohe Alter bewahren wollen.

Alles, was wir hier empfehlen, lässt sich auf Ihre Lebenssituation individuell anpassen. Lassen Sie sich von Ihrem Herzen sagen, was Sie persönlich am meisten angeht. Unser Herz-Test (siehe Seite 52) und die vielen leicht umsetzbaren Tipps und Hinweise für den Alltag helfen Ihnen dabei.

Annette Bopp | Dr. Thomas Breitkreuz
Dr. Dr. Andreas Fried | Dr. Jakob Gruber

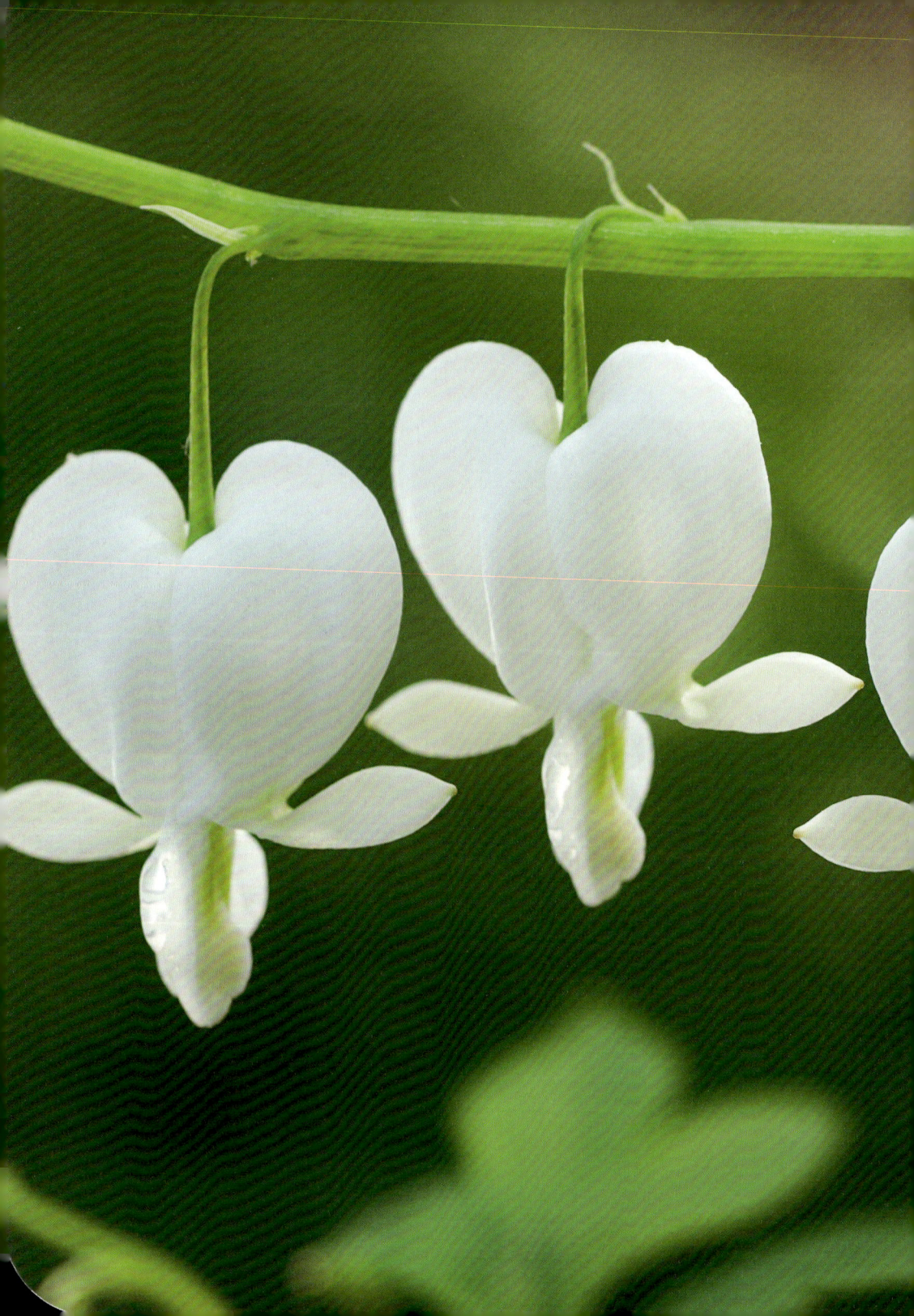

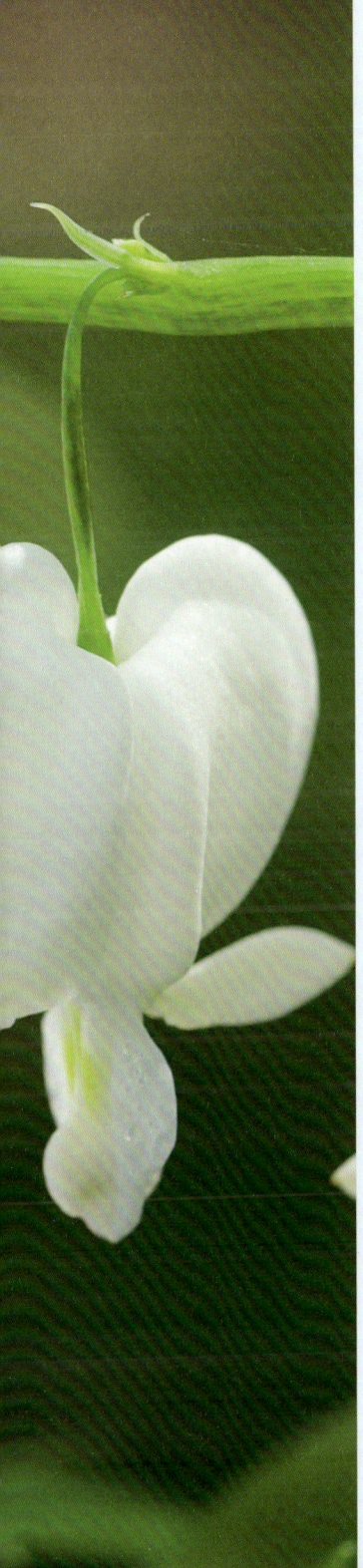

DAS HERZ: ORGAN DER MITTE

Solange unser Herz schlägt, sind wir am Leben. Es steht im Mittelpunkt des Blutkreislaufs, und es hat eine ganz zentrale Bedeutung für unsere Seele und unsere Persönlichkeit.

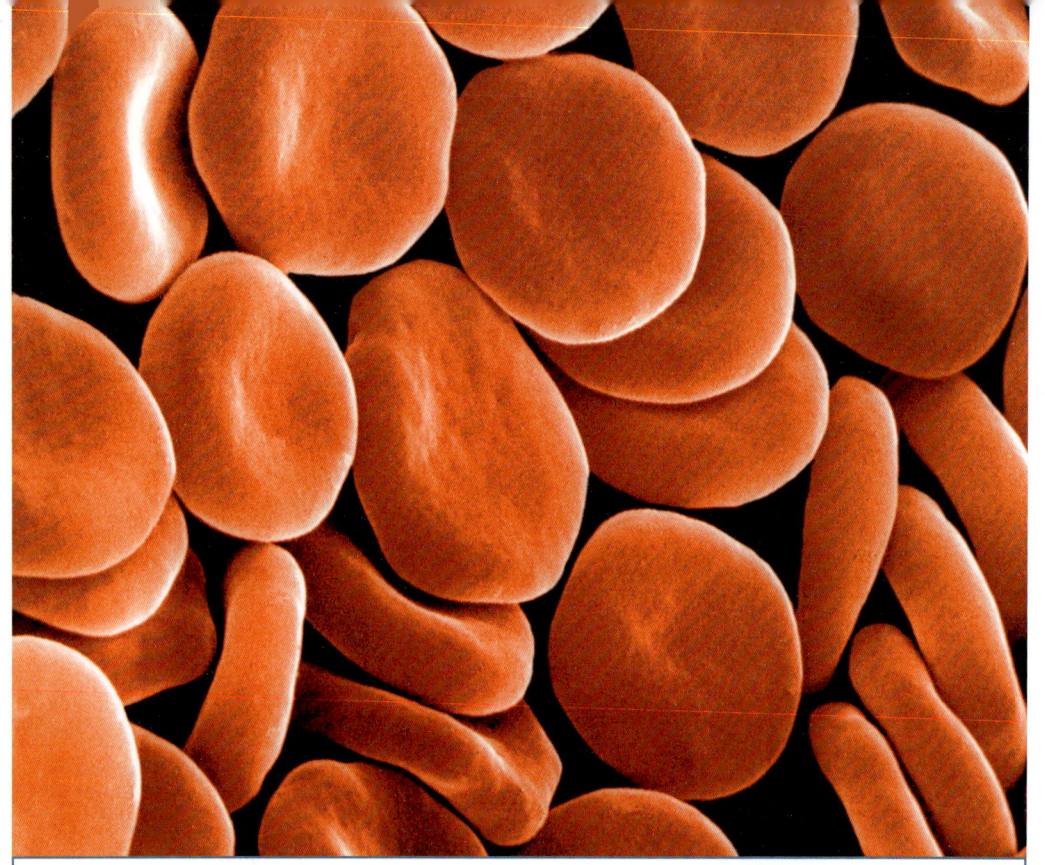

Herz, Kreislauf, Blut

Das Herz ist keine Pumpe! Selbst wenn die Muskelbewegung des Herzens – oberflächlich betrachtet – an einen Pumpvorgang erinnert, so entspricht das doch nur einem winzig kleinen Teil seiner Tätigkeit. Das Herz macht viel mehr: Es muss fortwährend stauen und impulsieren, wahrnehmen und regulieren, ausgleichen und steuern. Mehr noch: Die Lebendigkeit des Herzens, des Blutes und des gesamten Gefäßsystems sind mit der Funktion einer Pumpe völlig unvereinbar.

Im Zentrum des strömenden Blutes

Das Herz bildet den Mittelpunkt des gesamten Kreislaufsystems mit einem eng gesponnenen Netz großer, kleiner und winzigster Blutgefäße. Es besteht aus einer rechten und linken Kammer mit jeweils einem Vorhof.

Links und rechts unterscheiden sich deutlich aufgrund ihrer Funktion: Die Muskulatur der linken Kammer ist etwa doppelt so dick wie die der rechten, weil sie das Blut kraftvoll in den ganzen Körper und zum Kopf impulsiert. Die rechte dagegen befördert das Blut »nur« zur Lunge – da genügt schon ein leichter Impuls. Das linke Herz ist also ein Hochdruck-, das rechte ein Niedrigdrucksystem. Die rechte Herzkammer ist auch wesentlich dehnbarer als die linke, und sie fungiert zusammen mit den Gefäßen des Lungenkreislaufs als eine Art »Blutspeicher«.

Warum kein Herzschlag wie der andere ist

Das Herz schlägt in zwei Phasen: Zuerst zieht es sich zusammen, dann dehnt es sich aus – Systole und Diastole. Während sich die Vorhöfe dehnen, ziehen sich die Kammern zusammen und umgekehrt, es ist ein ständiges rhythmisches Hinein und Hinaus. Dabei dauert die Dehnungsphase etwas länger als die Kontraktion, sodass ein Rhythmus entsteht, kein Takt! Kein Herzschlag gleicht dem anderen. Jeder ist immer etwas anders als vorher. Vergangenheit, Gegenwart und Zukunft liegen hier ganz nah beieinander. Was jetzt gerade ist, ist im nächsten Moment schon gewesen. Und was sein wird, ist schon Gegenwart.

Wie schnell das Herz schlägt, hängt ab von Nervenreizen, Hormonen und den eigenen Steuerkräften des Herzens. Es kann seine Leistung innerhalb von Sekundenbruchteilen so steigern, dass es statt der üblichen fünf bis sechs Liter Blut pro Minute mehr als 20 Liter durch die Adern schickt.

Wenn wir unter Stress stehen oder aufgeregt sind, schütten die Nebennieren die Hormone Adrenalin und Noradrenalin aus, die sogenannten Katecholamine. Sie veranlassen das Herz, schneller zu schlagen, und versetzen den Körper in eine akute Alarmbereitschaft.

WUSSTEN SIE, …

… dass es zwei Arten von Blutgefäßen gibt: Arterien und Venen. Arterien führen vom Herzen weg, Venen zum Herzen hin. Im Körper- und Kopfkreislauf fließt in den Arterien immer sauerstoffreiches und in den Venen kohlendioxidreiches Blut. Im Lungenkreislauf ist es genau umgekehrt.

RHYTHMUS UND TAKT

Rhythmus ist die regelmäßige Variation von Ähnlichem, Takt hingegen die Wiederholung von Identischem. Takt ist gleichförmig, stereotyp, Rhythmus ist elastisch, variabel, anpassungsfähig. Deshalb gehört Takt zur Welt der Maschinen und Rhythmus zur Welt des Lebendigen. Der gesamte Körper ist wie ein einziges Orchester, in dem alle Lebensvorgänge ihre eigenen Rhythmen haben.

Das Herz tanzt

Eine Pumpe arbeitet stets gleichförmig im Takt. Das Herz jedoch klopft rhythmisch – und die Zeit zwischen zwei Herzschlägen ist sehr variabel. Diese »Herzfrequenz-Variabilität« ist Grundvoraussetzung für unsere Gesundheit. Deshalb marschiert das Herz auch nie im Gleichschritt – es tanzt! Und je starrer der Herzschlag ist, je weniger er um einen gewissen Grundwert schwingen kann, desto lähmender wirkt sich das auf alle anderen körperlichen Rhythmen und auf die Lebenskraft insgesamt aus.

Der Tanz des Herzens zeigt sich auch an seiner Bewegung: Wenn es sich zusammenzieht, wandert es ein wenig nach links unten, in Richtung Herzspitze. In der Dehnungs- und Füllungsphase bewegt es sich wie in einer Geste des Einatmens und Aufnehmens wieder nach oben zurück.

Herzschlag und Atmung

Herz und Lunge stehen in unmittelbarer Beziehung zueinander. Zum einen über den Lungenkreislauf, zum anderen über den Rhythmus von Herzschlag und Atmung. Beides ist miteinander synchronisiert, und zwar im Schlaf in einem Idealverhältnis von 4:1, also vier Herzschläge auf einen Atemzug. Wenn wir wach sind, passt sich das Verhältnis jeweils der Belastung an.

Im rhythmischen Geschehen zwischen Herz und Lunge liegt unsere Mitte. Rhythmus ist die Voraussetzung für Anpassung. Er ersetzt Kraft – alles, was regelmäßig geschieht, braucht weniger Kraft, es fällt viel leichter.

Verdichten und ausdehnen

Wie kein anderes Organ ist das Herz ein Organ des Ausgleichs: zwischen dem Ausdehnen des Blutes in der Peripherie des Körpers und in der Lunge einerseits und dem Sammeln in den Herzkammern andererseits.

In den Kammern verdichtet das Herz das Blut
auf eine Menge von etwa 70 bis 80 Milliliter.
Einen derartigen »Blutsee« gibt es sonst nirgendwo im Körper! In der Lunge dagegen sowie in den kleinsten Blutgefäßen (Kapillaren)
im ganzen Organismus wird das Blut maximal
ausgedehnt. Die Blutgefäße dort sind so fein,
dass gerade mal ein rotes Blutkörperchen nach
dem anderen hindurchpasst. In der Lunge bildet das Blut sogar feinste »Strömungsfädchen«.
Dadurch kommt es in unmittelbaren Kontakt
mit der Luft, mit der Außenwelt. Denn die
Trennlinie zwischen Blutgefäß und Lungen-
bläschen ist denkbar dünn – nur eine einzige
Zellschicht. Das heißt, das Blut wird über die
ganze Fläche der Lunge gespreizt, das sind etwa
130 Quadratmeter innere Oberfläche. In dieser
Phase verflüchtigt es sich nahezu. Aber dann
sammelt es sich doch wieder in den Lungen-
venolen und -venen und strömt frisch durch-
atmet dem linken Herzen zu.

Was bringt das Blut dazu, immer zum Herzen
zu fließen – ganz egal, ob wir liegen, gehen
oder stundenlang stehen? Es ist der Sog des
Atems und der Unterdruck, der dabei im Brustkorb entsteht.
Einen solchen Sog könnte das rechte Herz nie entwickeln, auch
wenn es noch so viel »pumpen« würde.

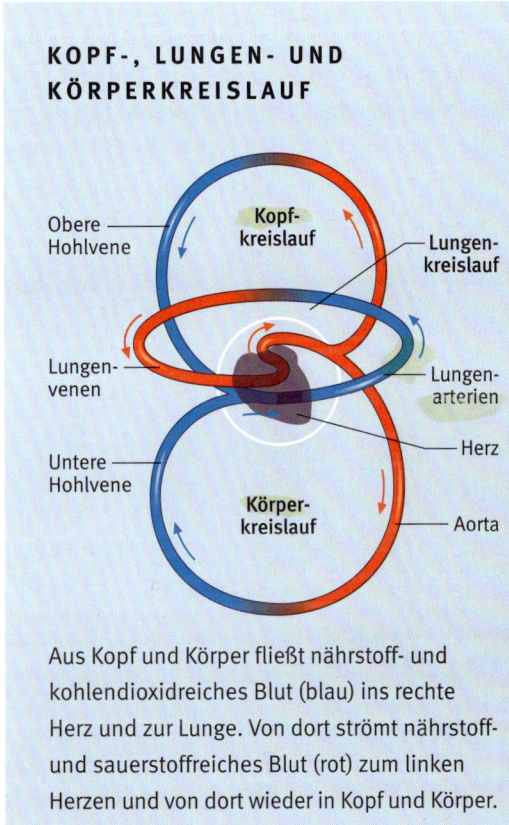

KOPF-, LUNGEN- UND KÖRPERKREISLAUF

Aus Kopf und Körper fließt nährstoff- und
kohlendioxidreiches Blut (blau) ins rechte
Herz und zur Lunge. Von dort strömt nährstoff-
und sauerstoffreiches Blut (rot) zum linken
Herzen und von dort wieder in Kopf und Körper.

Im Dehnen liegt die Kraft

Nicht nur das Zusammenziehen, auch das Dehnen ist eine Leistung des gesunden Herzens: Es gibt dem einströmenden Blut
Raum. Diese elastische Vordehnung erfolgt unter einer gewissen
Spannung, die dann das Zusammenziehen wieder anregt. Die
Kraft des Herzens entsteht vor allem in der Dehnung. Es ist eine
der wichtigsten Ursachen für eine Herzschwäche, wenn dieses
elastische Dehnen nicht mehr möglich ist (siehe Seite 45).

Die Herzkranzgefäße

Das Herz ernährt sich nicht etwa aus dem Blut, das aus der Lunge heranfließt – von dort kommt ja jede Menge an Sauerstoff und Nährstoffen. Das Herz könnte sich die Nährstoffaufnahme nun relativ einfach machen und dem Blut die nötigen Substanzen über die Innenwand der linken Herzkammer (Ventrikel) entziehen. Das tut es aber nicht.

Es verfügt vielmehr über ein eigenes Durchblutungssystem: die Herzkranzgefäße (Koronararterien). Sie entspringen dort, wo die Hauptschlagader an der linken Herzkammer beginnt, als rechte und linke Herzkranzarterie, die das gesamte Herz wie zwei Arme umschließen. Das Herz ist also das erste Organ, das mit sauerstoffreichem Blut versorgt wird, nachdem dieses die Herzkammer verlassen hat. Schon das zeigt an, wie wichtig das Herz für den gesamten Organismus ist. Es ist ständig darauf angewiesen, gut durchblutet und ernährt zu werden.

Die Korona des Herzens

Die großen Äste der Koronararterien liegen kranzförmig auf dem Herzen auf – sie würden sonst bei jedem Herzschlag viel zu stark zusammengepresst. Von der Oberfläche ausgehend senken sich die immer feiner werdenden Verästelungen rechtwinklig in die Tiefe des Herzmuskels hinein und bilden ein feinst gesponnenes Netz an Blutgefäßen. Jede einzelne Herzmuskelfaser ist von durchschnittlich vier Kapillaren umgeben, das sind rund 4000 pro Quadratmillimeter! Die venösen Kapillarästchen sammeln das Blut wieder ein und steigen zur Oberfläche des Herzmuskels auf, wo sie in einer Sammelvene (Sinus coronarius) münden, die dann zum rechten Vorhof führt. So begegnen sich an der Innenschicht des Herzmuskels zwei Blutströme mit einer Geste von Begegnung und Berührung – jedoch ohne unmittelbaren Kontakt (abgesehen vom »Herzblut«, siehe Seite 13).

Alle Blutgefäße im Herzen sind von Fasern des sympathischen Nervensystems, das die Leistungsbereitschaft steuert, umgeben. Die gesamte Herzdurchblutung geht also mit einer feinen, durch diese Nerven vermittelten Sensibilität einher. Deshalb ist das

EIGENSTÄNDIGE REGULATION
Die Menge des Blutes, die durch den Herzmuskel strömt und ihn ernährt, regulieren die Koronararterien eigenständig. Sie können die eigene Durchblutung unter Belastung auf das Vier- bis Fünffache steigern!

Herz aber auch besonders anfällig für Stress und seine Folgen (siehe Seite 31).

Herzblut – das gibt es wirklich!

Etwa ein Fünftel des Blutes, das über die Herzkranzgefäße den Herzmuskel durchströmt, sammelt sich nicht in den Venen, sondern es wird über spezielle kleine Adern, die »Thebesischen Gefäße«, direkt in die linke und rechte Herzkammer abgegeben. Das Herz zweigt also von seinem eigenen Blut, das es aus den Koronararterien erhalten hat, einen Teil für den Gesamtorganismus ab. Dieses Herzblut ist Ausdruck der Befindlichkeit des Herzens selbst und somit unseres Innersten – seelisch wie körperlich. Wenn wir etwas mit Herzblut tun, sind wir mit allem, was wir sind, am intensivsten bei der Sache.

Die treibende Kraft ist das Blut

Das Blut ist an der Herzbewegung unmittelbar beteiligt: Wenn es aus dem Vorhof in die linke Herzkammer strömt, fließt es in die sich dehnende Kammer, stößt an deren Spitze, kehrt um und bildet dabei einen dynamischen Wirbel. Dieser Strömungswirbel veranlasst das Herz dazu, sich mit einer spiraligen Drehbewegung zusammenzuziehen, um das Blut in die Aorta auszuwerfen. Die Herzklappen folgen dabei den wechselnden Druckverhältnissen, sie reagieren auf das fließende oder zur Ruhe kommende Blut und machen nicht etwa selbsttätig die Tür auf und zu.

Das Gleiche erfolgt – allerdings mit deutlich weniger Druck, ohne starken Wirbel und weniger dynamisch – auf der rechten Herzseite. Im Herzen liegen also Kraft und Ruhe, Dynamik und Gelassenheit unmittelbar nebeneinander – zwei Elemente, die im Leben beide gleichermaßen von Bedeutung sind. Auch hier hat das Herz durchaus eine Art Vorbildfunktion!

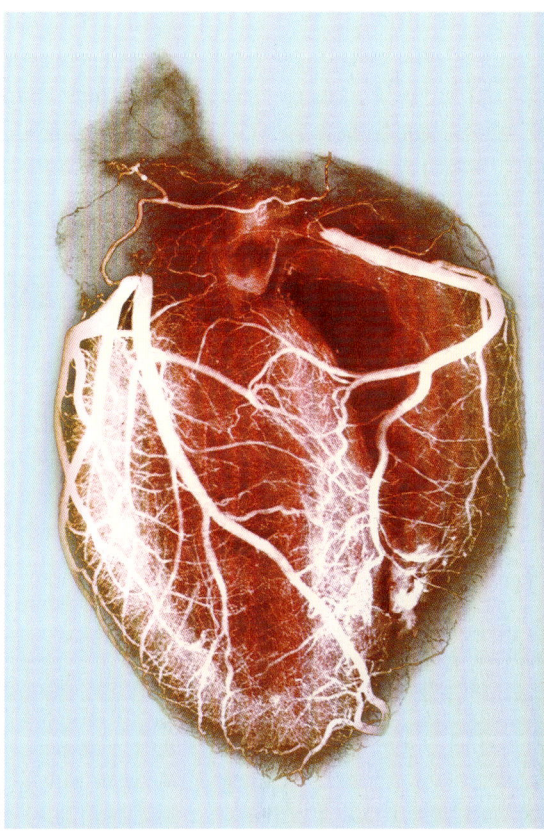

Von den großen Herzkranzgefäßen (im Bild: dicke weiße Linien) zweigen zahllose winzige Arterien rechtwinklig ab. Sie versorgen auch die inneren Schichten des Herzmuskels mit Blut.

FÜNFMAL RUND UM DEN ÄQUATOR

Würde man die roten Blutkörperchen eines Menschen zu einer Kette auslegen, würde sie fünfmal um den Äquator reichen! Stapelte man sie alle übereinander, entstünde ein Berg von 60 000 Kilometer Höhe. Breitete man alle Erythrozyten zu einem Teppich aus, würden sie eine Fläche von über 1000 Quadratmeter bedecken – das ist über ein Sechstel eines Fußballfeldes.

Das heißt: Nicht nur das Zusammenziehen des Herzmuskels, die sogenannte »Pumpfunktion«, bewegt das Blut, sondern auch die innere Dynamik des Blutes selbst trägt entscheidend dazu bei, wie leistungsfähig das Herz ist. Die Herzkraft definiert sich also beileibe nicht nur über den Herzmuskel.

Am Anfang war das Fließen

Es ist nur wenig bekannt, aber eine unbestreitbare Tatsache: Wenn sich eine Eizelle nach der Befruchtung zu teilen beginnt und zum Embryo wird, bilden sich zuerst Inseln von rotem Blut. Danach entstehen erste einfache Blutgefäße, die spiegelbildlich symmetrisch angelegt sind – als arterielle und venöse Seite. Sobald sich in den Wänden der Blutgefäße die muskulären Anteile ausbilden, beginnt auf der arteriellen Seite eine sanft pulsierende Bewegung. Erst danach, erst jetzt entsteht das Herz – als erstes Organ überhaupt.

Das bedeutet: Nicht das Herz bringt das Blut zum Strömen, sondern es bildet sich als Folge des fließenden Blutes! Stört man in einem Embryo die Strömungsdynamik des Blutes, entsteht ein fehlgebildetes Herz. Auch daran wird deutlich: Das Herz kann niemals eine Pumpe sein!

Immer in Bewegung, immer im Wandel

Normalerweise haben wir den Eindruck: Der Körper ist etwas Handfestes, Greifbares. Etwas, auf dessen Beständigkeit wir uns verlassen, das immer gleich bleibt. Dieser Eindruck trügt! In Wahrheit sind wir innerlich ständig in Bewegung, und nichts am Körper hat Bestand. Stillstand ist mit dem Leben nicht vereinbar. Fortwährend ändern sich Zusammensetzung und Oberfläche. Alles ist ständig im Fluss: Sämtliche Austauschprozesse erfolgen im wässrigen Milieu. Selbst das Knochengerüst ist nicht statisch, es wird auf- und abgebaut, und im Knochenmark bilden sich ständig neue Blutzellen. Die einzelnen Knochen sind über ein höchst differenziertes System aus Muskeln, Sehnen und Bändern (Faszien) verbunden. Sie sind nicht statisch fixiert, sondern »schwimmen« in diesem Gefüge, das in sich ebenfalls andauernd in Bewegung ist. Selbst der Kern unserer Erbsubstanz, die DNS, wird regelmäßig erneuert, nicht so schnell wie manches andere, aber doch immer wieder.

Die Beständigkeit liegt also nicht im Stofflichen, sondern im ewigen Wechsel, in der Verwandlung. Solange er lebt, ist der ganze Mensch ständig im Wandel begriffen. Deshalb ist es so wichtig und auch so gesund, Vertrauen zu entwickeln in den Prozess der Veränderung, in das sich ständig Erneuernde, Werdende. Nicht festzuhalten an dem, was war und ist, sondern bereit zu sein für den Wechsel, den Neubeginn.

Genau das lehrt das Herz. Mit jedem Schlag lässt es das Gewordene zurück, trägt es Gegenwart und Zukunft. Das Herz ist Symbol für das, was das Leben und das Lebendige im Kern ausmacht: Nichts bleibt, wie es ist oder war. Alles hat seine Zeit.

Werden, sein, vergehen

Dass das Herz in der Lage ist, ständig zwischen Auf- und Abbau auszugleichen, hängt damit zusammen, dass es selbst beide Pole in sich trägt und rhythmisch miteinander verbindet. Denn in dem Moment, in dem das Herz ganz offen ist, in der Diastole, wenn ihm das Blut sowohl aus den Lungen wie auch aus dem großen Kreislauf zufließt, wird die Herzmuskulatur selbst maximal durchblutet. In ihrem Kapillarbereich findet in diesem Moment Stoffwechsel statt: Sauerstoff wird abgegeben, Kohlendioxid aufgenommen und Nährstoffe werden ausgetauscht.

Im nächsten Moment zieht sich das Herz in der Systole kraftvoll zusammen. Dabei werden die Blutgefäße im linken Herzmuskel stark zusammengepresst. Das Blut, das während der Dehnungsphase aus den kleinen Ästchen der Herzkranzgefäße in den Muskel hineingeflossen ist, steht dann für einen Sekundenbruchteil still. Mehr noch: In den Koronararterien des linken Herzmuskels fließt es zum Teil sogar wieder etwas zurück. Das ist einmalig im menschlichen Organismus: Nirgendwo sonst werden die Adern

WUSSTEN SIE, …

… dass der Körper jeden Tag 50 Milliarden Zellen erneuert? Das sind 500 000 Zellen pro Sekunde! Alle zwei Wochen werden sämtliche Einzelbestandteile des gesamten Körpers einmal ausgetauscht.

»THE HEART IS NOT SIMPLY A PUMP«

Im Frühjahr 2007 veröffentlichte eine Arbeitsgruppe um Partho Sengupta von der Mayo Clinic in Rochester (Minnesota, USA) einen aufsehenerregenden Artikel in der Zeitschrift des *American College of Cardiology*. Die Wissenschaftler beschreiben darin ihre Ergebnisse der Fließdynamik des Blutes in der linken Herzkammer. Mit Ultraschall-Aufnahmen konnten sie zeigen, dass das Blut dort einen Wirbel bildet, der das Herz veranlasst, sich zusammenzuziehen (und nicht umgekehrt). Ihr Resümee: »The heart is not simply a pump«, zu Deutsch: »Das Herz ist nicht einfach eine Pumpe.« Ein Satz, der ein seit über hundert Jahren bestehendes Dogma der Kardiologie zu Fall brachte.

so stark zusammengepresst, dass das Blut rückwärts fließt! In den Kapillaren des linken Herzmuskels wird beim Zusammenziehen also der sonst kontinuierliche Blutfluss unterbrochen – und damit auch die Sauerstoffversorgung.

In diesem Moment beginnen Abbauvorgänge: Der pH-Wert, das Maß für die Stärke der sauren beziehungsweise basischen Eigenschaften des Blutes, sinkt ab, und zwar von 7,3 auf 6,7 (also in Richtung Säure). Würde er noch weiter absinken, wäre das bereits lebensbedrohlich – denn bei einem pH von 6,2 sterben Zellen ab (wie zum Beispiel beim Infarkt).

Damit das nicht geschieht, setzt sogleich die nächste Dehnungsphase ein und hält diese Abbauvorgänge auf. Das Herz öffnet sich, die Muskulatur wird durchblutet, der pH-Wert steigt, und es dominieren wieder Aufbauvorgänge und Stoffwechsel. Das alles geschieht in Sekundenbruchteilen – je nach Herzbelastung oder Lebensalter 60 bis 140 Mal in der Minute.

So pendelt das Herz ständig zwischen Abbau und Aufbau, zwischen Leben und Tod. Während das Herz die größte Dynamik und Belebung für das Blut erzeugt, bringt es sich selbst als Organ mit jedem Zusammenziehen maximal an die Todesgrenze heran. Weil das alles jedoch rhythmisch erfolgt, hält es dieses Hin und Her ein Leben lang durch. Jede Systole vitalisiert den Organismus, aber sie devitalisiert das Herz: Es ist Werden, Sein und Vergehen in lebenslanger Folge.

Wahrnehmen und reagieren

Wenn die Blutgefäße im Inneren der Herzmuskulatur während der Kontraktion der Herzkammern blutleer gepresst werden, wird das Herz zum wahrnehmenden Organ, zum Sinnesorgan für das Blut und somit für die Vorgänge im gesamten Organismus. Es erfasst Blutvolumen, Elektrolyte (Kalium und Natrium), Hormone, Botenstoffe, Körpertemperatur, pH-Wert, Sauerstoffsättigung, Nährstoffe – um nur die wichtigsten materiell fassbaren Faktoren zu nennen.

Alle diese Größen beeinflussen ihrerseits die Herztätigkeit: Herzfrequenz, Herzkraft, Blutdruck, Herzdehnbarkeit. Und auch die Abgabe von Hormonen und Botenstoffen im Herzmuskel selbst.

Die Hormone des Herzens

Wenn der Körper zu viel Flüssigkeit enthält, werden die Vorhöfe stark gedehnt und geben einen speziellen Eiweißstoff ins Blut ab. Der Herzmuskel schüttet daraufhin ein Hormon aus, das die Nieren anregt, mehr Urin auszuscheiden (Atriales natriuretisches Peptid, abgekürzt: ANP).

Ein weiteres Hormon, das aus der Kammermuskulatur freigesetzt wird, ist das »Brain Natriuretic Peptide« (abgekürzt: BNP). Es heißt so, weil es zuerst im Gehirn (englisch: brain) eines Schweines gefunden wurde. In Wahrheit wird es aber in der Herzkammer produziert. Hohe Werte für BNP zeigen an, dass die Wandspannung im Ventrikel zu hoch und das Herz geschwächt ist. Auch BNP regt die Nierenfunktion an, aber nicht aufgrund einer Dehnung der Vorhöfe, sondern durch den Druck und die Spannung, die das Blut in den Kammern bewirkt. Außerdem weiten sich unter seinem Einfluss die Herzkranzgefäße, und die Kammern geben Noradrenalin ab. Dadurch steigt die Herzfrequenz und der Körper wird schlagartig in erhöhte Alarmbereitschaft versetzt – was das Herz zusätzlich stresst.

Beide Hormone wirken jedoch am wenigsten am Herzen selbst. Es sind vielmehr Botenstoffe des Herzens, die auf eine bestimmte Nachricht aus dem Körper produziert werden und eine entsprechende Reaktion im Organismus bewirken.

WUSSTEN SIE, …

… dass venöses Blut beileibe kein »verbrauchtes« Blut ist? So sammelt zum Beispiel die Pfortader im Bauchraum alles Blut aus Magen, Darm und Milz und führt es der Leber zu. In den Stunden nach dem Essen ist dieses Blut extrem reich an Nährstoffen.

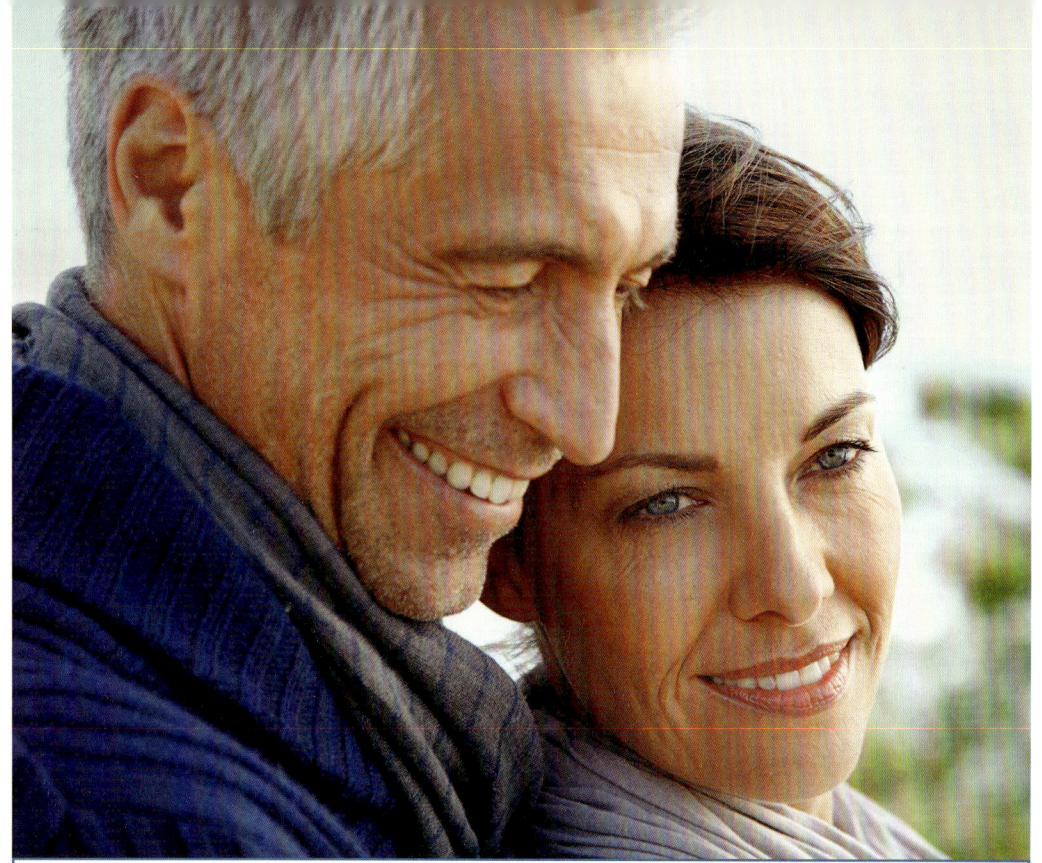

Zentrum des Fühlens

Wo fühlen Sie Sympathie oder Antipathie? Genau: in Ihrem Herzen. Und nicht etwa in Ihrem Kopf, Ihrem Gehirn oder Ihrem Bauch. Was immer wir tief empfinden, fühlen wir in der Region des Herzens, die so viel mehr umfasst als nur einen faustgroßen Muskel. Das bestätigt auch eine Vielzahl von Redewendungen, wie »Das Herz könnte mir vor Freude zerspringen« oder »Das Herz rutscht mir in die Hose« oder »Mir fällt ein Stein vom Herzen«.

Der Raum des Herzens

Wenn Sie sich sehr freuen, dann schlägt Ihr Herz schneller, es hüpft Ihnen im Leibe! Es ist so eindeutig, dass Gefühle mit dem Herzen verbunden sind – aber wir machen es uns oft viel zu wenig klar, und es hat vor allem meist keine Konsequenzen für die Behandlung eines kranken oder schwachen Herzen.

Für frühere Kulturen war es selbstverständlich, das Herz als den Sitz der Seele und der Empfindungen zu betrachten. In unserem materialistischen Zeitalter haben wir jedoch oft verlernt, uns solchen Denkvorstellungen zu öffnen. Seit dem 19. Jahrhundert dominiert die Naturwissenschaft die Medizin, wo nur das zählt, was wir messen und wiegen, anschauen und anfassen können. So sagte einst der berühmte Pathologe Prof. Dr. Rudolf Virchow (1821–1902): »Ich habe sehr viele Herzen seziert, aber eine Seele habe ich nicht gefunden.«

Bisher hat allerdings auch noch nie jemand Gedanken finden oder festhalten können – und doch wird niemand ihre Existenz bestreiten. Oder leugnen, dass das Gehirn mit dem Denken und mit geistiger Klarheit zu tun hat und dass Gedanken nicht nur elektrische Nervenimpulse im Gehirn sind.

Es ist also gar nicht so schwer, sich der Vorstellung anzunähern, dass die Gefühlswelt ihren Ausdruck im Herzen findet, auch wenn Gefühle ebenso wenig wie die Seele mit Händen zu greifen sind. Aber wir können sie wahrnehmen. Mit dem Herzen fühlen. Nicht nur im Herzen selbst, sondern in der ganzen Brust, unserer Mitte, dem Raum von Herz und Lunge. Denn auch das Atmen hat etwas mit dem Fühlen zu tun. Wenn wir erschrecken, stockt uns der Atem. Wenn wir uns freuen, atmen wir schneller. Und wenn wir sehr glücklich sind, müssen wir tief durchatmen, dann fühlen wir das Glück ganz tief in unserer Brust, in unserem Herzensraum.

Die Liebe kommt von Herzen

Liebe, das wichtigste aller Gefühle, erleben wir nicht mit dem Verstand. Wir haben jemanden von Herzen lieb – und nicht von Magen oder von Hirn. Und wenn wir Liebeskummer haben, dann bricht uns das schier das Herz. Und nicht das Nasenbein.

OPFERGABE UND SITZ DER VERNUNFT

Die Azteken opferten das Herz ihrer Gefangenen, um die Götter gnädig zu stimmen, die alten Ägypter verorteten im Herzen die Vernunft. Und in Europa galt das Herz bis in die Neuzeit hinein als direkt mit dem Kosmos verbunden.

HERZENSWORTE
Ein Herz aus Stein.
Ein Herz und eine Seele.
Jemanden ins Herz schlie-
ßen. Etwas beherzigen.
Etwas nicht übers Herz
bringen. Etwas auf dem
Herzen haben. Das Herz
sprechen lassen. Jeman-
dem sein Herz öffnen.

Jede liebevolle Zuwendung hat ihren Ursprung im Herzen. Eine Mutter trägt ihr Kind neun Monate lang unter ihrem Herzen, und sie stillt es auf Herzhöhe. Nicht ohne Grund legen Frauen ihr Baby beim Stillen ganz intuitiv immer zuerst an die linke Brust – die rechte kommt erst danach, als Zugabe. Die erste Geste des Stillens ist die, das Kind ans Herz zu drücken, die Mutter nährt es an ihrem Herzen – nicht nur mit Milch, sondern auch mit Liebe und Zärtlichkeit. Dabei liegt Herz an Herz – mütterliches und kindliches.

Wenn ein Kind traurig ist, birgt es seinen Kopf an der Brust von Mutter oder Vater, nicht an Rücken oder Bauch. Es sucht instinktiv die Nähe des Herzens. Dessen Pochen, das es schon aus dem Mutterleib kennt, wirkt sofort beruhigend und versöhnend. Auch später noch, wenn wir groß sind, ist es bei Kummer und Verzweiflung der beste Trost, sich an der Brust eines vertrauten Menschen ausweinen zu können. Die emotional nährende Herzenswärme des anderen hilft, sich mit dem Erlebten oder Erlittenen zu versöhnen und neuen Mut zu schöpfen.

Die Poesie des Herzens

Wenn man verstehen will, warum die Seele so eng mit dem Herzen verbunden ist, muss man sich darauf einlassen, den Klang, die Poesie des Herzens zu hören. Es ist ja kein Wunder, dass gerade in Gedichten immer wieder Herzensstimmungen angesprochen werden. Ein gutes Gedicht verdichtet eine ganze Welt von Gefühlen. Es spiegelt das, was das Herz mit dem Blut macht.

Wenn ein Gedicht Sie anspricht, wenn es Sie bewegt, dann empfinden Sie das in Ihrem Herzen. Sie verstehen die Worte zwar mit dem Verstand, aber den Zauber eines Gedichts können Sie nur mit dem Herzen erfassen. Nur dort empfinden Sie seine seelische Tiefe. Und jedes Wort wird zum Samen, in dem Erfahrung, Weisheit, Schmerz und Glück eines Dichters kondensieren.

Genauso ist es auch mit der Musik und der Malerei, mit dem Tanz, mit Schauspiel und Gesang. Wenn Sie von einem Künstler und dessen Kunst berührt werden, empfinden Sie das mit dem Herzen. Sie können vielleicht nicht mit Worten erklären, warum

Ihnen gerade ein bestimmtes Bild gefällt, warum Sie ein Konzert, ein Ballett, eine Oper so tief bewegt. Aber Sie wissen es, Sie spüren es mit Ihrem Herzen. Ein Pianist kann noch so perfekt spielen – wenn er nicht mit seinem Herzen dabei ist und all sein Herzblut in sein Spiel einbringt, wird es ein Klimpern bleiben. Und Sie werden jeden Fehler verzeihen und sofort vergessen, wenn Sie eine künstlerische Darbietung im Herzen berührt. Wahre Kunst können Sie nur mit dem Herzen wahrnehmen.

Abschied und Neubeginn

Gefühle sind nie ein Dauerzustand. Sie bilden sich immer wieder neu: auf der Basis des Strömens und Atmens, von Innen und Außen, von ständigem innerem Bewegen. »Oh Augenblick, verweile doch, du bist so schön«, heißt es in Goethes »Faust«, und er drückt damit die ewige und ewig unerfüllte Sehnsucht des Menschen nach Beständigkeit aus. Im Leben und auch im Lebendigen gibt es keinen Stillstand, nie. Denn Stillstand bedeutet Todesnähe oder Tod. Das Lebendige ist immer im Fluss, es ist ein einziges Fließen, ein ständiger Austausch, ein kontinuierlicher Dialog, auch im und mit dem Herzen.

Im Fluss des Lebens bleiben

Wir können Gefühle nur empfinden, wenn wir innerlich in Bewegung sind. Sie oszillieren in zahllosen Schattierungen und Farben zwischen Sympathie und Antipathie. Und nur wenn wir uns öffnen, können wir etwas an uns heranlassen. Nur wenn wir uns schließen, können wir etwas verinnerlichen.

Die Bereitschaft, sich in den sich ständig verändernden Fluss des Lebens zu stellen, sich dem Schicksal anzuvertrauen, hat also etwas Gesundendes – auch auf der Herzensebene und für das Herz. Nicht krampfhaft festhalten, nicht Altgewohntes auf Biegen und Brechen beibehalten wollen. Sondern sich dem Neuen öffnen und es in sich hineinnehmen, um abzuspüren, ob es wirklich passt und gut ist für uns. Das ist die Aufgabe, die das Leben immer wieder an uns stellt, die sich in der Herzenstätigkeit spiegelt und die das Herz gesund erhält.

HERZENSWORTE

Geh', wohin dein Herz dich trägt. Geh' aus, mein Herz, und suche Freud. Auf Herz und Nieren prüfen. Aus tiefstem Herzensgrunde. Die Stimme des Herzens. Von Herzen gern.

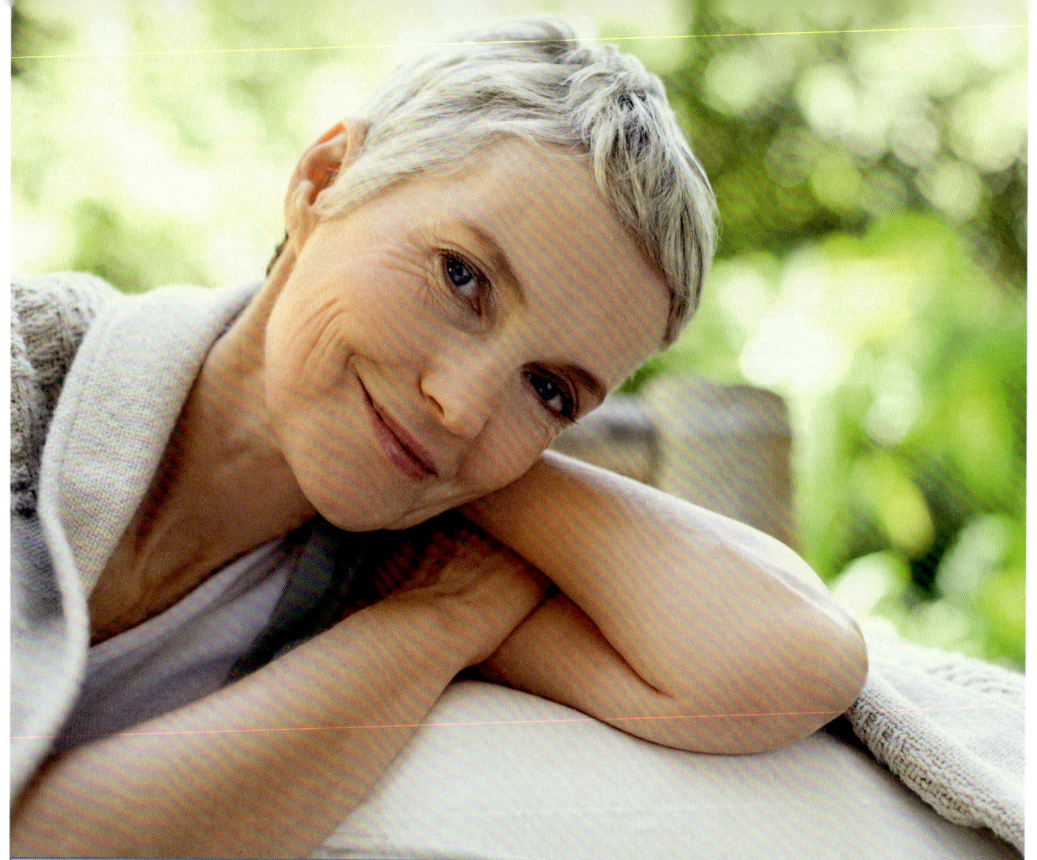

Man sieht nur mit dem Herzen gut

Das Herz ist der beste Kompass für den Weg durchs Leben. Weil es uns den nötigen Resonanzraum gibt, mit dem wir herausfinden können, was für uns richtig ist, was uns entspricht und uns auf unserem Lebensweg voranbringt. Ob etwas wahr ist, ob wir Glauben und Vertrauen entwickeln können, wissen wir nicht mit dem Kopf – der wägt ab, analysiert, differenziert. Das Herz erkennt die Wahrheit, auch wenn die Denkprozesse möglicherweise etwas anderes ergeben haben.

Die Integrationskraft des Herzens

Herzensqualitäten sind immer integrativ, sie drücken etwas Grenz-überspannendes aus, eine Kraft, die verschiedene Polaritäten in sich vereinen kann. Wenn wir jemandem von Herzen vertrauen, dann wissen wir um diese integrative Kraft. Sie umfasst nicht nur die rationale Ebene, den Verstand, sondern auch das Gefühl, das Seelische, und ebenso den Geist, die Persönlichkeit. Leib und Seele, Geist und Gefühl, Innen und Außen sind dann so gut miteinander verzahnt, dass wir wissen: Auf diesen Menschen ist Verlass.

Wieso hat das Herz diese Integrationsfähigkeit? Weil es ständig alle drei Ebenen in sich trägt. Es verdichtet die Lebensvorgänge im Verinnerlichen des Blutes (siehe Seite 11). Es ist mit seiner Gefühlstiefe ein Mittler für die Seele (siehe Seite 18). Und es überführt Impulse unseres Ichs in leibliche Handlungen, indem es den Kreislauf aufrechterhält und die Sauerstoffversorgung für den gesamten Organismus ermöglicht.

In der Ruhe und Tiefe des seelischen Herzensraums kann sich das Wahrheits- und Wahrhaftigkeitsgefühl entwickeln. Hier sind wir ganz bei uns selbst, aber auch ganz bei dem, was uns beschäftigt. Hier erleben wir die tiefsten Einsichten – in uns und die Welt.

Die großen menschlichen Qualitäten, die eine echte Persönlich-keit ausmachen – Mut, Mitgefühl, Begeisterung, Authentizität, Aufrichtigkeit –, sind nicht naturgegeben oder angeboren. Sie sind auch nicht in den Genen oder als Gefühl in der Seele festge-legt. Sondern sie entstehen, wenn das Herz die drei Ebenen des Seins – Leib, Seele, Geist – gut zusammenführen kann. Und sie entstehen immer wieder von Neuem, sie sind nie statisch, nie dauerhaft vorhanden.

Im Zentrum das Gewissen

Manchmal wissen Sie genau: Was Sie jetzt tun, ist nicht richtig. Und Sie tun es trotzdem. Die Quittung lässt dann meist nicht lange auf sich warten. Die Stimme, die Sie davor gewarnt hat, ist die Stimme Ihres Herzens: Ihr Gewissen.

Sie meldet sich auch, wenn Sie etwas belastet, Ihnen keine Ruhe lässt. Wenn Sie einen Fehler gemacht und sich dafür noch nicht

HERZENSWORTE

Das Herz in beide Hände nehmen. Ans Herz rühren. Ein Herz aus Gold. Ins Herz schneiden. Etwas lässt das Herz höher schlagen. Sein Herz für jemanden entde-cken. Sein Herz erleichtern. Sein Herz verschenken. Sein Herz ausschütten. Es wird einem leicht ums Herz. Es zerreißt einem das Herz.

entschuldigt haben. Wenn Sie etwas getan haben, das nicht mit Ihren Wertmaßstäben übereinstimmt. Im Herzen spüren Sie, ob Ihr Handeln mit Ihrer subjektiven Ethik im Einklang steht. Was Sie als gut und richtig empfinden, entscheidet sich nicht in Ihrem Großhirn, sondern im Herzen. Mit dem Verstand wägen Sie zwar ab, Sie reflektieren Fakten, definieren Pro und Kontra, aber die Entscheidung treffen Sie mit Ihrem Herzen.

Das Herz entscheidet

Ein Beispiel: Sie haben das Angebot bekommen, eine neue Stelle anzunehmen, wo Sie das Doppelte Ihres derzeitigen Gehalts verdienen, mehr zu sagen und zu verantworten haben und wo Sie Ihr Talent richtig entfalten können. Der Haken ist: Sie müssten sich fünf Tage in der Woche von Ihrer Familie trennen, weil sich der Arbeitsplatz in einer Großstadt befindet, die zu weit weg ist zum täglichen Pendeln. Nun werden Sie sorgfältig abwägen, was für dieses Angebot spricht und was dagegen. Sie werden mit Ihrer Familie besprechen, ob sie bereit ist, Sie auf diesem Weg zu begleiten, ob möglicherweise ein Umzug infrage kommt. Sie werden mehrere Nächte darüber schlafen und sich dann entscheiden.

Egal, ob Sie »Ja« oder »Nein« sagen – Sie werden nur dann voll und ganz hinter Ihrer Entscheidung stehen können, wenn Sie sie mit dem Herzen treffen. Folgen Sie lediglich Ihrem Verstand, wird sich in Ihnen immer wieder eine Stimme erheben, die Ihnen Vorhaltungen macht: »Hätte ich doch …«, »Wäre ich doch bloß …«, »Warum habe ich das nicht vorher bedacht …?«. Letztlich gibt es nur eine Instanz in Ihnen, die weiß, was richtig ist: Ihr Herz. Vertrauen Sie ihm.

Natürlich kommen wir alle nicht fehlerfrei durchs Leben. Jeder kennt Situationen, in denen er der Stimme des Herzens nicht vertraut hat und dafür viel Lehrgeld bezahlen musste. In unserem Herzen einen Kompass für unseren Lebensweg zu sehen ist eine lebenslange Lernaufgabe. Je besser wir uns dessen bewusst sind, desto leichter wird es uns fallen, darauf zu hören. Nicht immer, aber immer öfter.

Das Herz sprechen lassen

Die Literatur ist voll von Erzählungen, in denen es um Herzensentscheidungen in Liebesdingen geht. Und Sie werden es aus eigener Erfahrung wissen: Nur Ihr Herz kann Ihnen sagen, ob Sie sich mit jemandem verbinden sollen oder nicht. Sie können sich noch so sehr einreden, dass ein bestimmter Mann oder eine Frau ganz besondere Qualitäten hat, und irgendwann auch daran glauben, dass diese Verbindung richtig ist. Wenn Sie nicht mit dem Herzen dazu »Ja« sagen können, wird sie früher oder später scheitern. Natürlich gibt es auch andere Gründe dafür, dass eine Beziehung in die Brüche geht, aber die Wahrscheinlichkeit, dass sie über Jahre hinweg trägt ist viel höher, wenn sie beiderseits aus dem Herzen heraus bejaht wird. Damit ist nicht Verliebtheit gemeint – die ist eher durch die berühmten »Schmetterlinge im Bauch« geprägt. Gemeint ist das tiefe Liebesgefühl, das eine langjährige Partnerschaft trägt, und dessen Keim im Herzen wächst.

Wenn das Herz zum Herzen findet

Wir können uns nur dann auf einen anderen Menschen wirklich einlassen oder uns mit ihm verbinden, wenn unser Herz damit einverstanden ist. Warum? Weil das Herz immer zwischen Pro und Kontra abgleicht, sich immer wieder öffnet und schließt, Kopf und Bauch verbindet.

Ein Mensch kann äußerlich noch so schön und attraktiv sein, wenn das Herz zu ihm oder ihr keine Beziehung aufnehmen kann, wird es keine tragende Verbindung sein. Es ist immer die Herzensebene, auf der Beziehung gelingt, ob in der Partnerschaft, im Beruf, in der Familie, im sozialen Umfeld. Wie heißt es doch so treffend in der »Glocke« von Friedrich Schiller: »Drum prüfe, wer sich ewig bindet – ob das Herz zum Herzen findet.« Und das gilt keineswegs nur für Liebesbeziehungen.

Die prägenden Meilensteine in einer Biografie sind immer Herzensentscheidungen. Wenn es da noch offene Baustellen gibt, vor sich hin schwelende Konflikte, unausgesprochene Worte, nicht eingelöste Versprechen, dann werden Sie immer das Bedürfnis spüren, das doch noch irgendwann und irgendwie zu

HERZENSWORTE

Ein gutes Herz haben. Etwas nagt an meinem Herzen. Auf sein Herz hören. Dem Ruf des Herzens folgen. Jemand spricht mir aus dem Herzen. Hab' Sonne im Herzen. Etwas in seinem Herzen bewegen.

einem guten Ende zu bringen und Frieden schließen zu können. Denn inneren Frieden können Sie nur im Herzen spüren.

Inter-esse heißt dazwischen sein

Das Wort Interesse hat einen sehr ausdrucksstarken Wortsinn. Es kommt aus dem Lateinischen und heißt wörtlich übersetzt: »dazwischen sein«. Es spiegelt also genau das, was im Herzen in der Wahrnehmungsphase passiert, wenn das Herz zwischen Tod und Leben steht, zwischen Abbau und Aufbau, wo es innehält und wahrnimmt und dann wieder agiert (siehe Seite 17).

Interesse heißt: Ich bin nicht für mich allein, ich mische mich mit allem, was um mich ist. In diesem Moment bin ich mit meiner Intention nach außen gerichtet, um das andere, die anderen wahrzunehmen. Ich möchte mehr darüber wissen, möchte mein Handeln damit verbinden.

Ein Mensch, der sich für etwas interessiert, tut das nicht nur mit dem Verstand. Es ist ihm auch eine Herzensangelegenheit. Mehr noch: Interesse wird meistens gerade nicht über einen Denkprozess geweckt, sondern spontan, aus einer Empfindung heraus. Und die entsteht im Herzen.

Wenn ich mich für nichts mehr interessieren kann, werde ich depressiv – und das Herz leidet (siehe Seite 33 und 38).

Herzensqualitäten

HERZENSWORTE
Etwas nicht übers Herz bringen. Sein Herz erleichtern. Etwas auf dem Herzen haben. Seinem Herzen einen Stoß geben. Jemandem ins Herz sehen. Etwas schnürt das Herz zusammen. Das Herz im Sturm erobern. Das Herz im Leibe lachen lassen.

Alle Qualitäten, die einer Innerlichkeit bedürfen, gehen vom Herzen aus. Denken beispielsweise ist zweifelsfrei eine Fähigkeit, die mit unserem Gehirn zu tun hat. Bedenken und gedenken jedoch sind Herzensqualitäten. Gewahr werde ich einer Sache, wenn ich sie sehe. Bewahren kann ich sie jedoch nur in meinem Herzen, wenn ich mir den Innenraum erschließe. Mut und Gemüt, Gesinnung und Charakter bilden sich im Herzen, nicht im Gehirn. Nicht ohne Grund heißt es in der Bibel bei Markus (Kapitel 7): »Von innen, aus dem Herzen der Menschen, gehen heraus böse Gedanken.« Aber auch gute.

Mut haben wir, wenn wir uns willentlich einer Gefahr aussetzen, deren Risiken wir mit dem Verstand analysiert und eingeschätzt haben. Ob wir das Risiko eingehen, entscheiden wir aber mit dem Herzen. Mut ist ein aktiv im Herzen erzeugtes Gefühl, es lässt sich nicht spontan vorfinden, sondern es muss von unserem Ich erzeugt werden. Indem wir mit dem Herzen fühlen, was gut ist, erzeugen wir Mut, der uns ins Handeln führt, um das Gute zu tun.

Wenn sich Kopf- und Herzensqualitäten miteinander vereinen, kennzeichnet das meistens eine besondere Persönlichkeit. In der Geschichte gibt es dafür zahllose Beispiele.

Mit Kopf, Herz und Hand

Jeder Mensch ist nur dann authentisch, wenn er nicht nur mit Kopf und Hand, sondern auch mit dem Herzen bei der Sache ist. Ein Mediziner wird erst dadurch zum guten Arzt, dass er auch seine Intuition und sein Gefühl in die Begegnung mit dem Patienten einbringt, wenn er sein Herz sprechen lässt und nicht nur einen angelernten Wissenskanon herunterbetet. Ein Text ist nur dann ein guter Text, wenn er mit Herzblut und innerer Anteilnahme geschrieben ist. Einen Vortrag empfinden wir immer dann als packend, wenn der Redner auch mit dem Herzen spricht. Ein Lehrer wird nur dann von seinen Schülern wirklich respektiert und geschätzt, wenn er seinen Unterricht auch mit dem Herzen gibt und wenn er alle Schüler in sein Herz schließt, nicht nur diejenigen, die ihm besonders sympathisch sind.

Ohne innere Anteilnahme, ohne das Herz sprechen zu lassen, können wir als Menschen nicht authentisch sein. Das Gefühl von Authentizität gibt uns die Gelassenheit und den inneren Frieden, die ein glückliches Leben ausmachen. Da zählen keine materiellen Reichtümer, da ist es völlig egal, ob wir in einem Bauwagen wohnen oder in einer Villa. Innere Zufriedenheit, das Gefühl, ein gelungenes Leben zu führen, entsteht daraus, dass wir uns mit dem, was wir tun, aus dem Herzen heraus identifizieren können. Umgekehrt wirkt es sich gesundend und entlastend auf das Herz aus, wenn wir mit uns innerlich im Reinen sind. Wenn wir uns in unserer Persönlichkeit wertgeschätzt und anerkannt fühlen. Und wenn wir unseren Platz im Leben und in der Gesellschaft gefunden haben. Wenn das Herz im Mittelpunkt des Lebenskreislaufs steht.

HERZENSWORTE

Achte auf deine Gedanken, denn sie werden Worte. Achte auf deine Worte, denn sie werden Handlungen. Achte auf deine Handlungen, denn sie werden zu Gewohnheiten. Achte auf deine Gewohnheiten, denn sie werden dein Charakter. Achte auf deinen Charakter, denn er wird dein Schicksal. (Talmud)

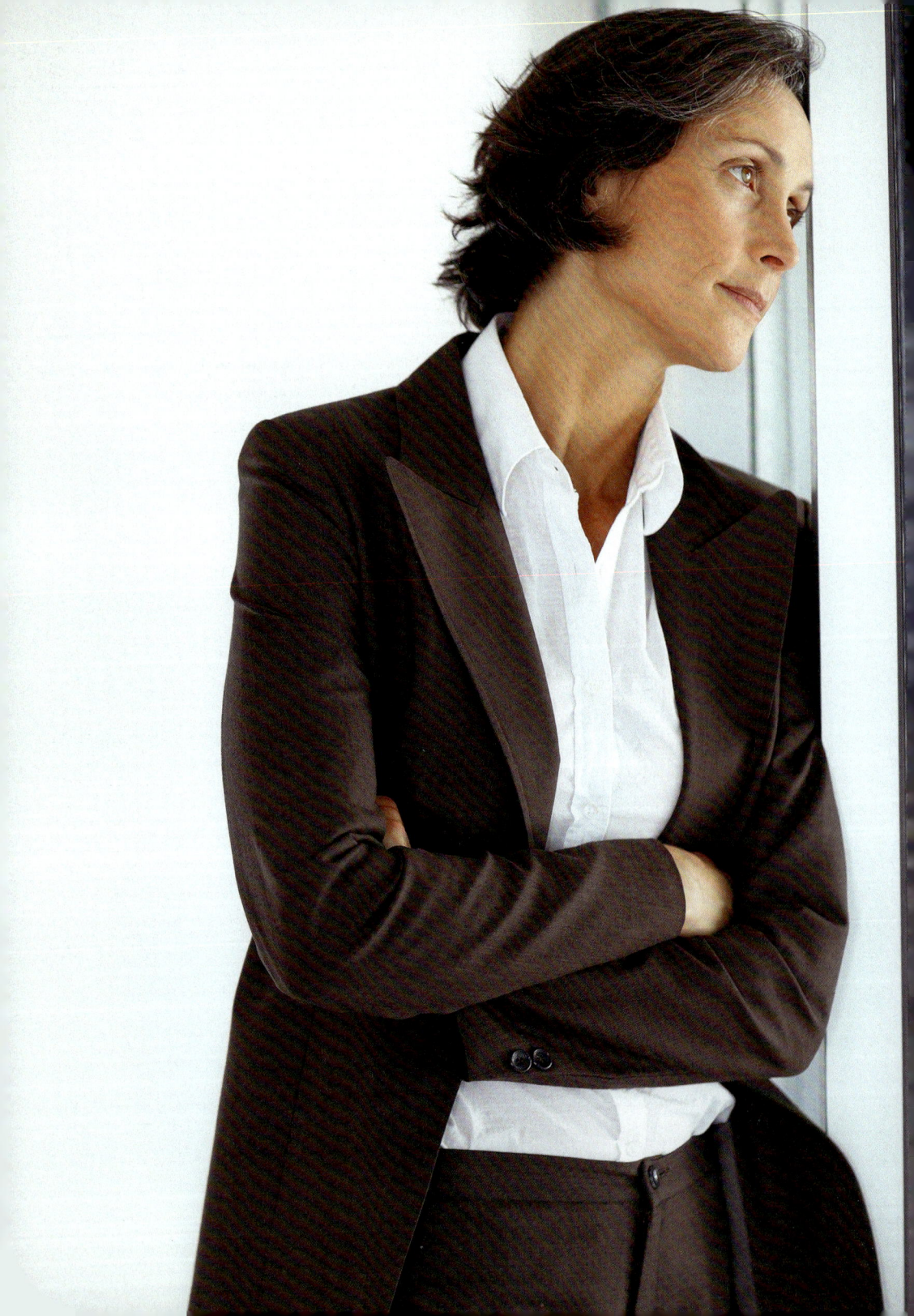

WAS DAS HERZ KRANK MACHT

Koronare Herzkrankheit und Herzschwäche haben häufig körperliche Ursachen. Seelische Gründe sind jedoch genauso wichtig, und nicht selten kommt noch eine biografische Schieflage dazu.

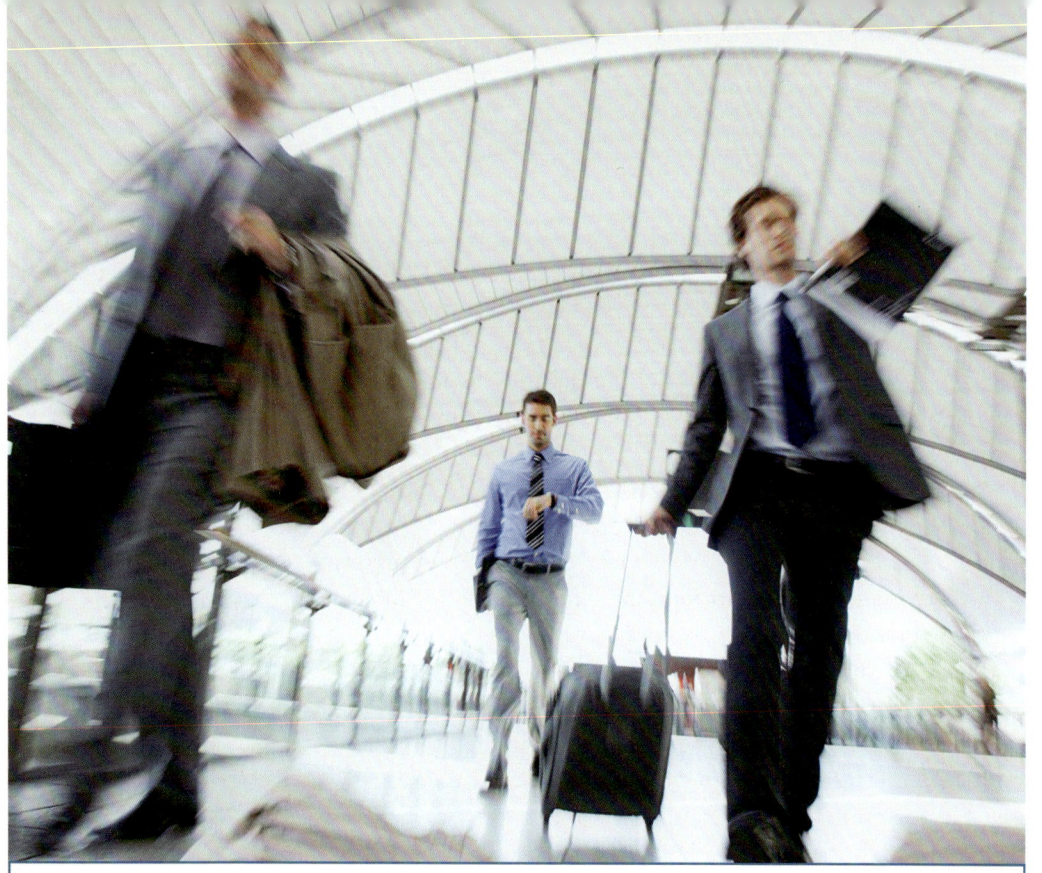

Ungesunde Lebensweise

Kaum etwas prägt die Gesundheit des Herzens so sehr wie unsere Lebensweise: Stress, Ernährung, Bewegung, Rauchen, Alkohol, Entspannung, Lebenszufriedenheit. Viele Studien zeigen, dass diese Faktoren sogar wichtiger sind als alles andere. Deshalb können Sie selbst viel dazu beitragen, dass Ihr Herz gesund wird und bleibt. Denn wenn die Lebensweise dazu führen kann, dass das Herz krank wird, kann man sie auch so ausrichten, dass sie das Herz stärkt und in seiner Funktion unterstützt.

Zu viel Stress

Innerhalb der vergangenen Jahrzehnte hat sich unser Alltag stark beschleunigt. Zeitdruck und Hetze dominieren das Arbeitsleben. Viele Menschen sind familiär nicht mehr in einen guten Zusammenhalt eingebettet, sie leben alleine oder in fragilen Partnerschaften. Insbesondere Ältere fühlen sich oft ausgegrenzt und isoliert. All das bleibt nicht ohne Auswirkungen auf unseren Organismus. Die Folgen zeigen sich vor allem auf drei Ebenen:

> Zuerst wird seelisch erlebbar, dass etwas nicht stimmt, und zwar lange bevor es sich körperlich auswirkt.
> Als Konsequenz aus diesem über lange Zeit anhaltenden unguten Zustand zeigt sich dann irgendwann eine funktionelle Störung, zum Beispiel hoher Blutdruck, beschleunigter Herzschlag.
> Erst zum Schluss bilden sich Organschäden aus, die anatomisch erkennbar sind, zum Beispiel eine verdickte Herzwand, Ablagerungen in den Blutgefäßen.

Je besser Sie lernen, Ihre Körpersignale und vor allem Ihren inneren Herzensraum wahrzunehmen, je feinfühliger Sie abspüren, wie es Ihnen dort geht, desto besser werden Sie in der Lage sein, rechtzeitig gegenzusteuern.

Kurzfristig sinnvoll, langfristig schädlich

Stress aktiviert das sympathische Nervensystem, das die Aufmerksamkeit und Leistungsbereitschaft steuert. Stresshormone wie Adrenalin und Noradrenalin versetzen den gesamten Organismus in Alarmbereitschaft: Die Blutgefäße werden eng gestellt, Hände und Füße werden plötzlich kalt, das Gesicht wird blass, das Herz schlägt schneller, der Blutdruck steigt. Der ganze Körper vibriert unter dieser wachsamen Anspannung und kann blitzschnell Höchstleistungen abrufen.

Diese Stressantwort ist ein wichtiger Überlebensmechanismus – so sind wir bei Gefahr hellwach und jederzeit bereit zur Flucht, zum Angriff, zu Aktion und Reaktion. Für eine kurze Zeit ist dieser Zustand wichtig und sinnvoll, hält er aber über viele Wochen, Monate oder gar Jahre mehr oder minder an, hat das fatale Konsequenzen für das Herz. Dann steht es nämlich ständig unter der

STRESSSCHÄDEN

Unter Stress wird das Blut zäher und »klebriger«, sodass sich leichter Blutgerinnsel bilden. Der Cholesterinspiegel steigt an. Und es werden vermehrt Stoffe ausgeschüttet, die Entzündungen in den Blutgefäßen fördern.

KUMMER DRÜCKT
AUFS HERZ
Etwa ein Drittel der Herzerkrankungen ist seelisch
bedingt. Nach einem Herz-
infarkt entwickelt jeder
Fünfte eine Depression.
Ein Drittel von ihnen
stirbt dann innerhalb von
fünf Jahren.

»Peitsche« des sympathischen Nervensystems wie unter Aufputschmitteln, es läuft fortwährend auf Hochtouren und erschöpft sich zunehmend.

Ein Gefühl des Beengtseins, der Unbeweglichkeit und Unflexibilität macht sich breit, wie in einem Schraubstock. Besonders fatal ist es, wenn ein Höchstmaß an Anforderungen und Arbeitsdruck (englisch: »high demand«) nicht mehr selbst gesteuert und beeinflusst werden kann (englisch: »low control«) und wenn die schöpferische Gestaltungsmöglichkeit fehlt. Denn viel Arbeit oder hohe Anforderungen von außen sind ja nicht per se schlecht – solange sie mit Sinn erfüllt sind, solange man dabei kreativ tätig sein kann. Und solange man dafür Anerkennung erfährt.

Zu viel Kummer

Depressionen ähneln chronischem Stress – mit allen negativen Folgen für Herz und Blutgefäße (siehe Seite 31). Das sympathische Nervensystem ist schneller erregbar und gibt schon bei nichtigen Anlässen Stresshormone ins Blut ab. Das stört auch den Fett- und Zuckerstoffwechsel und bahnt einem Typ-2-Diabetes den Weg. Psychische Belastungen können sich sogar so schwerwiegend auf das Herz auswirken, dass sie zu lebensbedrohlichen Situationen führen (siehe Seite 38). Sie können einen Herzinfarkt begünstigen oder in der Folge eines Infarkts auftreten und dann die Rückfallgefahr steigern.

So zeigte die »Heart-and-Soul-Studie« aus dem Jahr 2008, an der mehr als 1000 Frauen und Männer mit koronarer Herzerkrankung und einem Durchschnittsalter von 65 Jahren teilnahmen: Die Depressiven unter ihnen hatten ein um 50 Prozent höheres Risiko für einen Herzinfarkt als die seelisch Ausgeglichenen. Wer jedoch seine Depression behandeln ließ und lernte, mit seiner Stressbelastung besser umzugehen, hatte infolge dessen wiederum eine fast normale Lebenserwartung.

Eine Depression ist also nicht unbedingt Folge eines Herzinfarktes, sie kann auch dessen Ursache sein. Möglicherweise bestand sie schon lange Zeit vorher, wurde aber verdrängt, nicht ernst genommen oder aus Scham verschwiegen.

Die Schwermut des Herzens

Bei echten Depressionen geht es nicht um eine vorübergehende Traurigkeit, sondern um eine viele Wochen, Monate oder gar Jahre anhaltende Niedergeschlagenheit. Die Folge ist ein zunehmendes Fühlloswerden, als sei man taub, stumm und blind zugleich. Man wird völlig handlungsunfähig. Das Leben erscheint stumpf und zukunftslos, ohne jede Farbigkeit. Der gesamte Herzensraum ist ein einziges Nichts, in dem keine Empfindung mehr möglich ist. Wenn jetzt noch körperliche Risikofaktoren hinzukommen – Rauchen, Bewegungsmangel, Übergewicht, Diabetes, hoher Blutdruck –, entsteht eine fatale Mischung, bei der ein Infarkt nahezu programmiert ist.

Indianer kennen keinen Schmerz?

Viele Menschen sind so erzogen worden, dass sie jegliche Gefühlsregung mit sich selbst abmachen. Das gilt vor allem für Männer. Viele Menschen der älteren Generation quälen schmerzliche Erlebnisse, Schuldgedanken, Reue, Gewissensbisse. Vielleicht sind Vater oder Mutter gestorben, ohne dass man sich hat aussprechen und Frieden schließen können, womöglich gab es Erbstreitigkeiten mit Geschwistern, eben was sich so an Altlasten in einem langen Leben ansammeln kann.

Die meisten haben das gut in ihrem Herzen verschlossen, mit sich selbst abgemacht, nie darüber gesprochen. Aber solche Erinnerungen sorgen für einen kontinuierlich hohen Spiegel an Stresshormonen. Sie beschweren das Herz wie ein Stein. Sie engen es ein, sie schnüren ihm die Luft ab. Dann kann das Herz nicht richtig schwingen, es klopft nur auf Sparflamme – entfalten kann es sich nicht. Manchmal zerbricht es sogar daran.

Zu viel Druck

Ein anhaltend erhöhter Blutdruck ist einer der wichtigsten Risikofaktoren für Herz-Kreislauf-Erkrankungen und die häufigste Ursache für eine Herzschwäche. Denn der hohe Druck lässt die empfindliche Innenhaut der Arterien einreißen. Daran bilden sich leicht Blutgerinnsel und Ablagerungen – eine Arteriosklerose

UNTER HOCHDRUCK
Nahezu jeder zweite Deutsche zwischen 18 und 79 Jahren hat einen zu hohen Blutdruck. Besonders häufig haben 50- bis 80-Jährige eine Hypertonie. In jüngeren Jahren sind vor allem Männer betroffen, nach den Wechseljahren zunehmend auch Frauen.

DOPPELTES RISIKO
Das Risiko, an einem Herzinfarkt zu sterben, ist bei den Menschen, die im Alltag vorwiegend sitzen, doppelt so hoch wie bei denjenigen, die täglich körperlich aktiv sind.

entsteht und infolgedessen eine koronare Herzkrankheit. Ein anhaltend hoher Blutdruck erhöht auch die Spannung in der Muskelschicht der Arterien – meist als Folge einer über lange Zeit bestehenden seelischen Anspannung oder Belastung. Mit der Zeit verlieren die Blutgefäße dann ihre Elastizität, Bindegewebe lagert sich um die Muskelfasern ein, die Arterien werden starr und können Blutdruckschwankungen nicht mehr gut ausgleichen.

Am Herzen zeigt sich das gleiche Bild: Es lagern sich vermehrt Kollagenfasern zwischen die Herzmuskelzellen ein, das Herz verdickt sich, es wird zunehmend unelastisch und rigide. Die Kammern füllen sich nur noch gegen Widerstand, und auch die Kraft zum Zusammenziehen lässt nach. Das Herz verliert seine Dehnbarkeit und seine Schwingungsfähigkeit und damit die Möglichkeit, Blutdruckschwankungen auszugleichen und sich verschiedenen Belastungssituationen schnell anzupassen. So entsteht mit der Zeit eine Herzschwäche, obwohl die »Pumpfähigkeit« noch durchaus gut erhalten ist.

Zu wenig Bewegung

Es ist sattsam bekannt: Die meisten Menschen bewegen sich zu wenig. Wir sitzen, stehen oder liegen die meiste Zeit des Tages. Das ist gänzlich widernatürlich und schadet vor allem dem Herzen. Die innere Regsamkeit erlahmt, Blutfluss und Stoffwechsel werden träge, es kommt zu Ablagerungen – nicht nur in der Wand von Blutgefäßen (siehe Seite 41), sondern auch im Gewebe. Nicht mehr das Ernähren und Abbauen steht im Vordergrund, sondern das Aufbauen (zum Beispiel von Fettdepots) und Ablagern (zum Beispiel von Cholesterin und Zellschutt).

Wenn wir die Muskeln nicht mehr genügend benutzen, werden ihre Zellen mit der Zeit unempfindlich gegen Zucker und Insulin, dem »Türöffner« für die Zuckerverwertung und somit für die Energiegewinnung. Typ-2-Diabetes beginnt oft mit einer solchen Trägheit der Muskulatur aufgrund von Bewegungsmangel. Dann kann der über das Blut zur Verfügung gestellte Traubenzucker (Glukose) nicht mehr in ausreichender Menge mithilfe des Insulins in die Zellen eingeschleust werden. Die Leber baut den überschüssigen Zucker zu Fett um, das dann in Form von Fettzellen abgelagert wird, vorwiegend im Bauchraum.

Ohne Bewegung kann sich das Herz auch Belastungen nicht mehr gut anpassen. Der Puls bleibt selbst in Ruhe relativ hoch (80 bis 90 Schläge pro Minute) und erreicht unter Belastung innerhalb von wenigen Minuten Werte um 130, die normalerweise erst nach längeren Anstrengungen erreicht werden sollten.

Zu viel Fett

Fett ist nicht per se schlecht und schädlich, ganz im Gegenteil: Es ist ein Geniestreich der Natur. Denn Fett ist hinsichtlich seines Brennwerts dem Zucker überlegen. Und es ist leicht, sogar leichter als Wasser. Als Energiereserve gibt es nichts Besseres als Fett! Und genau dafür ist es seit Urzeiten auch gedacht.

Früher, als die Menschen sich körperlich stark belasten mussten, um zu überleben, war ein vorzugsweise im Herbst angefutterter Fettvorrat unerlässlich – er wurde durch die Entbehrungen des Winters und die schwere körperliche Arbeit meistens komplett aufgebraucht.

Heute ist die Situation gänzlich anders. Wir leben in einer Überflussgesellschaft, wir haben übers Jahr mehr als genug zu essen, Maschinen nehmen uns schwere Arbeiten ab, außer Bauern und Handwerkern muss kaum noch jemand körperliche Schwerstarbeit leisten, Auto, Bus und Zug ersetzen das Laufen. Entsprechend leicht lagert sich Fett ab. Es lässt sich nur abbauen, indem die Muskulatur über Bewegung so viel Energie abfordert, dass die Fettvorräte dafür angegriffen werden müssen, oder es wird streng gefastet. Ansonsten liegen die Fettzellen nur herum – und da sie fast ausschließlich aus einem großen Fetttropfen bestehen und sonst kaum Leben aufweisen, sind sie entsprechend schwer zu durchdringen.

Cholesterin – nur bedingt schädlich

Lange Jahre war es üblich, als Hauptursache für Arteriosklerose vor allem das Cholesterin zu verteufeln. Davon ist man inzwischen abgerückt, denn zwei Drittel des Cholesterins im Blut stammen aus dem eigenen Organismus.

EIN DRITTEL WÜRDE GENÜGEN

Jeder Deutsche konsumiert etwa 140 Gramm Fett pro Tag. Dabei würde ein Drittel – 40 bis 60 Gramm – reichen, um den Fettbedarf zu decken. Meist sind es die versteckten Fette in Wurst, Käse oder Fertigprodukten, welche die verzehrte Fettmenge so in die Höhe treiben.

SCHWER ZU VERBRENNEN

Ein Kilogramm Körperfett liefert 7000 Kilokalorien Energie. Um nur ein Zehntel davon loszuwerden, müssen Sie eine Stunde stramm walken, Fahrrad fahren oder joggen!

Cholesterin ist der Weichmacher für die Zellwände und Gewebe und damit auch die Basis für unsere Empfindsamkeit. Ohne Cholesterin wäre der gesamte Organismus wächsern, wie »eingefroren«. Cholesterin ist ein Mittler zwischen dem Zellinneren und -äußeren, es trennt die wässrigen Anteile, ermöglicht den Austausch von Signalen, schleust fetthaltige Substanzen in das wässrige Milieu der Zelle hinein und auch aus ihm wieder heraus. Im Gehirn ist Cholesterin eine wichtige Schutzsubstanz für die Nervenzellen und erhöht die mentale Leistungsfähigkeit. Die Leber stellt daraus Gallensäuren für die Verdauung im Dünndarm her. In der Haut wird mithilfe von Cholesterin Vitamin D erzeugt. Die Nebennieren brauchen Cholesterin, um das bei Stress vermehrt ausgeschüttete Kortisol produzieren zu können, und die Eierstöcke beziehungsweise die Hoden stellen daraus Geschlechtshormone her.

Cholesterin lässt sich nicht abbauen, sondern nur ausscheiden, indem die Leber es zu Gallensäuren umbaut, damit wasserlöslich macht und über den Darm ausleitet.

Angeborene Stoffwechselstörung

Bei einer gesunden Mischkost erhält der Körper nicht zu viel Cholesterin. Wenn jedoch eine angeborene Stoffwechselstörung besteht, fehlen den Zellen im Körper und in der Leber an der Oberfläche Rezeptoren, mit denen sie Cholesterin aufnehmen können. Es bleibt im Blut und reichert sich dort immer weiter an. Dann besteht ein hohes Risiko für einen Herzinfarkt oder Schlaganfall. Bei der leichteren Form dieser »familiären Hypercholesterinämie« verfügen die Zellen nur über halb so viele Bindungsstellen, bei der schweren Form fehlen sie ganz.

Die harmlosere Variante lässt sich ziemlich gut über die Ernährung und cholesterinsenkende Medikamente (Statine) behandeln. Bei der schweren Form haben schon Neugeborene sechsfach erhöhte Cholesterinwerte. Gegen diese Art der Hypercholesterinämie hilft nur eine lebenslange Blutwäsche (Apherese), bei der das überschüssige Fett mit Spezialfiltern immer wieder aus dem Blut herausgefischt wird.

Triglyzeride

Triglyzeride (Neutralfette) sind sehr energiereich und dienen als Wärmeschutz im Unterhautfettgewebe sowie als Energiespeicher. Hohe Triglyzeridwerte im Blut (über 150 bis 200 mg/dl) beruhen meist darauf, dass die Ernährung zu fett, zu zucker- und damit zu kalorienreich ist. Auch ein hoher Alkoholkonsum lässt die Triglyzeride ansteigen, weil der Zucker aus dem Alkohol in der Leber zu Triglyzeriden umgewandelt wird. Sie fördern Arteriosklerose und werden als Bauchfett abgelagert. Und das ist noch viel problematischer als erhöhte Cholesterinwerte.

Gefährliches Bauchfett

Speckpolster an Hüften, Oberschenkeln und Gesäß (»Birnentyp«) sind gesundheitlich wenig bedenklich. Viel gefährlicher für das Herz ist das innerhalb der Bauchhöhle abgelagerte Fett (»Apfeltyp«). Bauchfett ist nicht einfach nur ein Speicherfett, ein Polster oder ein Kälteschutz. Es ist aktiv am Stoffwechsel beteiligt, bildet Wachstums- und Lockstoffe für Entzündungssubstanzen, und es aktiviert die Blutgerinnung – und zwar um ein Vielfaches aggressiver als andere Fettzellen.

Zu viel Alkohol, zu viel Rauch

Man kann es nicht oft genug betonen: Alkohol und Rauchen sind gleichermaßen schädlich für das Herz. Zu viel Alkohol erhöht Blutdruck und Blutfette, er schädigt Bauchspeicheldrüse, Leber und auch das Herz. Tabakrauch greift die Blutgefäße an und erhöht ebenfalls den Blutdruck.

Den Alkoholgenuss sollten Sie unbedingt auf ein bis zwei Gläser Wein oder Bier täglich begrenzen, auf Zigaretten und Zigarren besser ganz verzichten. Es lohnt sich: Schon nach zwei Tagen Rauchabstinenz können Sie wieder besser riechen und schmecken, nach drei Monaten kann Ihre Lunge ein Drittel mehr Sauerstoff aufnehmen, nach neun Monaten müssen Sie weniger husten. Nach zwei Jahren ist das Risiko für Herzinfarkt und Lungenkrebs deutlich gesunken, nach fünfzehn Jahren ist es auf dem Niveau von Nichtrauchern.

WIE LEBENDIG IST DAS FETT?
Klein, kugelrund, beweglich und immer gut gelaunt – Menschen vom Typ »Flummi« sind meist nur gut gepolstert. Erst wenn zu viel Körperfett schwer und unbeweglich, dumpf und träge macht, wird es gefährlich.

SCHÄDLICHE AGGRESSIONEN
Wer sich ständig über den Partner oder Kollegen ärgert, hat ein um 30 Prozent erhöhtes Infarktrisiko! Und zwar unabhängig von Ausbildung, Einkommen, Rauchen, Bluthochdruck und Übergewicht.

Zu wenig Sinn im Leben

Wenn Sie in dem, was Sie tagtäglich tun, keinen Sinn sehen, wird Ihr Herz langfristig darunter leiden. Der größte Stress kann erträglich sein, wenn Sie wissen, weshalb Sie sich so anstrengen. Wenn Ihnen aber alles sinnentleert scheint, wird aus dem positivem Eustress ein schädlicher Dystress – mit allen Konsequenzen für Ihr Herz: Die Herzkranzgefäße können sich stark verengen, es drohen Angina pectoris und Infarkt.

Wer dagegen dem Leben so begegnen kann, dass sich aus jeder Situation – auch einer Krise – ein Sinn ergibt, kann vieles ertragen und ins Positive wenden. Dazu gehört, Mut und Hoffnung und soziale Kompetenz zu bewahren, also nicht nur an sich selbst zu denken, sondern auch an andere. Daraus erwachsen schöpferische Kraft und ein großer Herzens-Resonanzraum.

Der Sinn des Lebens ist ein soziales Phänomen. Er entsteht im Eingeflochtensein in einen großen Teppich von Lebensbezügen – nie in totaler Vereinsamung. Jeder Mensch braucht einmal am Tag das Gefühl, gebraucht zu werden – das ist ein wichtiges Motto für ein gelingendes Leben. Wer keine guten Freunde hat, kein soziales Umfeld, in dem er sich wohlfühlen kann, empfindet sein Leben meist als sinnlos und kann kaum kreativ sein. Er wird auch kaum in der Lage sein, einen ruhigen, wahrnehmenden Herzensraum zu schaffen, mit dem sich abspüren lässt, welcher Schritt im Leben jetzt notwendig und richtig ist. Ein solcher Verlust an Sinnhaftigkeit engt das Herz ein. Manchmal sogar so, dass es nicht mehr weiterschlagen mag.

Einsamkeit zerreißt das Herz

Besonders belastend für das Herz sind unglückliche Partnerschaften: Wenn ein Paar nicht mehr harmoniert und sich ständig beharkt, wird beiden Partnern eng ums Herz. Wer dann auch noch vom anderen wirtschaftlich abhängig ist, steckt in der »high demand – low control«-Falle (siehe Seite 32), dann wird die Ehe oder Lebensgemeinschaft zum herzschädigenden Dauerstress.

Beziehungen sind immer auch Herzensangelegenheiten. Unerfüllte Liebe, Betrug, Trennung oder der plötzliche Tod eines geliebten

Menschen wirken sich auf das Herz aus. Am Herzen spiegelt sich eben auch das Schicksal – mit wem habe ich mich verbunden, wessen Weg verschränkt sich mit meinem? So kann das Leben eines anderen Menschen das eigene Schicksalsgefüge und somit auch das Herz nachhaltig erschüttern. Und wenn das Band der Verbundenheit reißt, reißt auch etwas am Herzen.

Genauso herzzerreißend ist die Einsamkeit. Wenn Freundschaften verloren gehen, wenn man am Arbeitsplatz durch Mobbing isoliert wird, herausfällt aus dem sozialen Netz, leidet das Herz, und nicht selten bricht es dann auch.

Das Syndrom des gebrochenen Herzens

Schon seit Jahren geben Frauen mit Herzbeschwerden Ärzten viele Rätsel auf. Nicht nur, dass die Symptome eines Herzinfarktes bei ihnen anders sind als bei Männern (siehe Seite 43), sehr häufig finden Kardiologen bei Herzkatheter-Untersuchungen keinerlei Verengungen in den Herzkranzgefäßen – obwohl eindeutige Infarkthinweise vorliegen: Engegefühl in der Brust, Schmerzen im Oberkörper, Atemnot, Schwäche, Übelkeit, Angst. EKG und Blutwerte sind oft, aber nicht immer verändert.

Stattdessen finden sie aber häufig etwas anderes: eine rundliche Verformung des linken Herzens, die im Ultraschallbild an einen Tonkrug erinnert, wie ihn japanische Fischer als Tintenfisch-Falle verwenden. »Takotsubo« nennen sie so ein Gefäß, und deshalb heißt diese Herzkrankheit »Takotsubo-Kardiomyopathie«. Japanische Ärzte entdeckten das Phänomen Anfang der 1990er-Jahre. Da es fast nur nach einem seelisch besonders belastenden Ereignis auftritt – Tod eines geliebten Menschen, Trennung, Verlust des Arbeitsplatzes, heftiger Streit, Unfall, Überfall, Bedrohung –, wird es auch »Syndrom des gebrochenen Herzens« (»Broken-Heart-Syndrom«) genannt. Neun von zehn Fällen betreffen Frauen.

Was passiert da? Das Herz wird überflutet von Stresshormonen. Das Blut enthält doppelt so viel Adrenalin und Noradrenalin wie bei einem normalen Infarkt und sogar bis zu 34 Mal so viel wie bei Gesunden! Nach einigen Monaten regeneriert sich das Herz wieder vollständig, ohne dass Schäden zurückbleiben.

LIEBESKUMMER SCHLÄGT AUFS HERZ

Eine über elf Jahre laufende Studie an 390 gesunden Schwedinnen nach den Wechseljahren zeigte: Frauen, die mit ihrem Partner zufrieden sind, haben weniger Arteriosklerose als Singles, die sich einsam fühlen, oder als Frauen, die in ihrer Ehe oder Partnerschaft unglücklich sind.

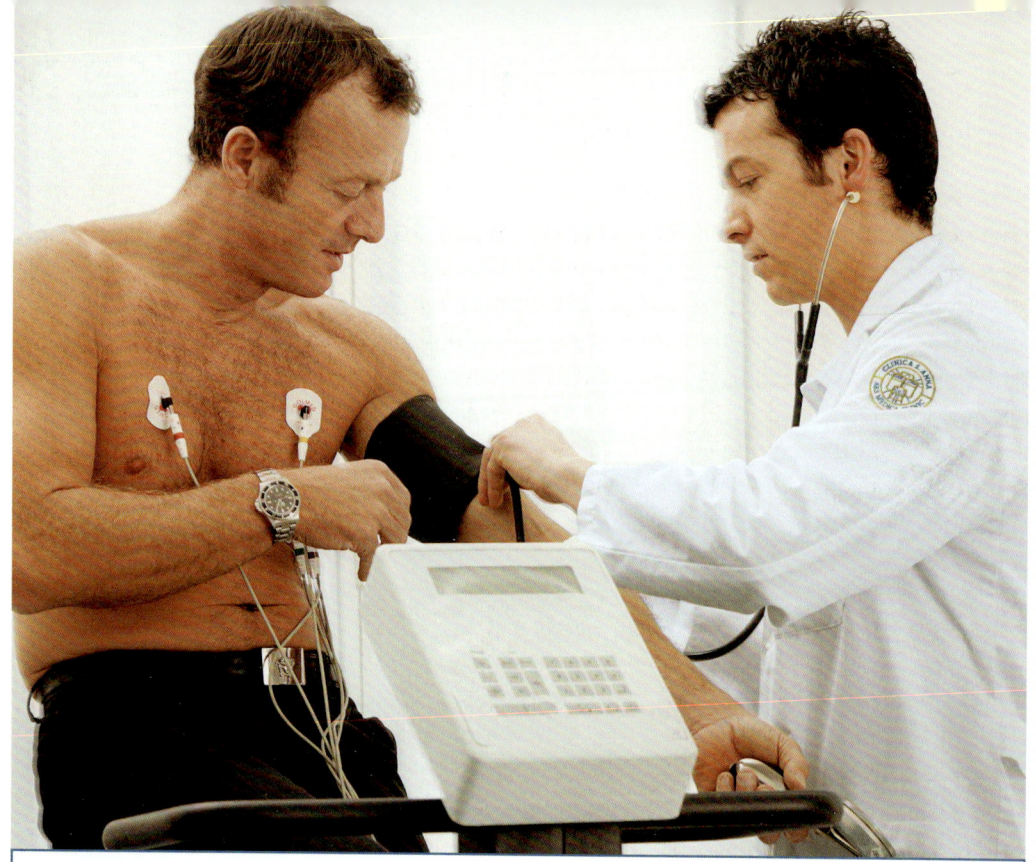

Koronare Herzkrankheit und Infarkt

Ablagerungen in den Herzkranzarterien verhindern, dass der Herzmuskel angemessen mit sauerstoffreichem Blut versorgt wird. Dann kann das Herz nicht kraftvoll schlagen, der ganze Organismus erhält nicht genügend Blut. Aus einer solchen »koronaren Herzkrankheit« kann sich schnell ein Infarkt entwickeln – dann nämlich, wenn die Ablagerung an der Oberfläche aufreißt. An dieser inneren »Wunde« bildet sich sofort ein Blutgerinnsel, das die Durchblutung komplett blockiert.

Wie Ablagerungen entstehen

Eine der wichtigsten Ursachen für eine koronare Herzkrankheit ist die »Arterienverkalkung«: Die Blutgefäße, vor allem die Herzkranzgefäße, werden starr und unelastisch, und es bilden sich vermehrt Ablagerungen in der Arterienwand.

Die Eintrittspforte dafür ist eine feine Hautschicht (Endothel), die die Adern von innen auskleidet. Sie ist eine höchst lebendige und empfindsame Grenzschicht, die hochsensibel auf vitale und seelische Reize reagiert.

Ermüdet das Endothel durch Schadstoffe oder bricht es an einzelnen Stellen auf, zum Beispiel durch einen anhaltend hohen Blutdruck (siehe Seite 33 f.), Tabakrauch (siehe Seite 37 f.) oder Stress (siehe Seite 31 f.), beginnt eine verhängnisvolle Kontaktaufnahme zwischen Blut und Blutgefäß. Die Oberfläche des Endothels schilfert ab, an diesen Gewebefitzelchen verwirbelt das Blut, und es bleiben Blutbestandteile daran hängen.

Das lockt andere Blutzellen an, die sich in die verletzte Oberfläche einlagern und dort eine entzündliche Reaktion in Gang setzen. In der Folge lagern sich auch Bindegewebe, kalziumhaltige Verbindungen und Fettbestandteile ein – zum Beispiel überschüssiges, im Blut zirkulierendes Cholesterin.

Natürlich ist das Endothel bemüht, den Schaden schnellstmöglich zu reparieren, und überzieht die Stelle mit einem dünnen Schutzhäutchen. Aber auch dieses ist recht verletzlich, und sobald es einreißt, quillt der fetthaltige Inhalt der Ablagerung hervor und zieht nahezu magnetisch Blutplättchen an. Aus dieser Mischung von Fett, Kalk, Zellschutt und Blutbestandteilen entsteht dann innerhalb kürzester Zeit ein Blutpfropf, der nur lose an dem defekten Häutchen angeheftet ist.

Im schnell fließenden Blut kann dieses Gerinnsel leicht abreißen. Es wird mit dem Blut weitergeschwemmt, bleibt in einer dahinter liegenden Arterie stecken und blockiert die Sauerstoffversorgung in dem von ihr versorgten Gewebe. Geschieht das in den Herz-

WICHTIG

Wenn starke Schmerzen in der Brust, im Schulter- oder Kieferbereich sowie Todesangst, kalter Schweiß, Übelkeit mit oder ohne Erbrechen und Schwäche auftreten, ist höchste Gefahr im Verzug. Das sind deutliche Hinweise auf einen akuten Infarkt. Dann müssen Sie sofort über die Feuerwehr den Notarzt rufen (Telefon 112).

ARTERIE MIT ABLAGERUNG (PLAQUE)

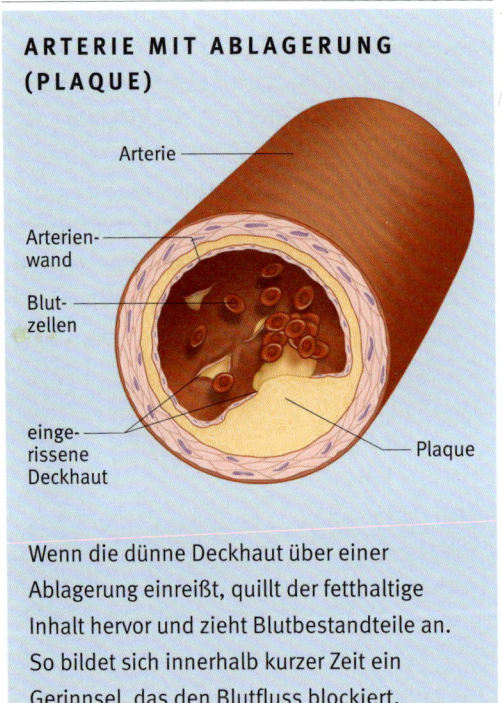

Arterie

Arterien-wand

Blut-zellen

einge-rissene Deckhaut

Plaque

Wenn die dünne Deckhaut über einer Ablagerung einreißt, quillt der fetthaltige Inhalt hervor und zieht Blutbestandteile an. So bildet sich innerhalb kurzer Zeit ein Gerinnsel, das den Blutfluss blockiert.

kranzgefäßen, ist ein Herzinfarkt die Folge, sind die Halsschlagadern oder Hirnarterien betroffen, kommt es zu einem Schlaganfall.

Angina pectoris und Infarkt

Engen solche Ablagerungen den Querschnitt einer Herzkranzarterie zu über drei Viertel ein, behindern sie den Blutfluss und damit auch die Sauerstoffversorgung im Gewebe nachhaltig. Das Herz ist dann in seiner Leistungsfähigkeit stark beeinträchtigt: Bei jeder Belastung kommt es zu Luftnot und Schmerzen – im Brustraum, im Kieferbereich, im linken Arm. Diese Beschwerden nennt man »Angina pectoris«, wörtlich übersetzt bedeutet das »die Enge der Brust«. Bei einer »stabilen« Angina pectoris treten die Beschwerden bei körperlicher Belastung auf, manchmal auch bei einem Spaziergang in kalter Witterung. Typisch ist, dass sie in Ruhe sofort nachlassen.

Die Engstellen können im Rahmen einer Herzkatheter-Untersuchung mit einem Ballonkatheter aufgedehnt und mit einem hauchfeinen Drahtgeflecht (Stent) abgestützt werden. Sind die Ablagerungen sehr ausgedehnt oder über mehrere Arterien verteilt, ist meist eine Bypass-Operation erforderlich. Dabei werden die Engstellen mit Ersatzadern überbrückt. Auf diese Weise lässt sich eine ausreichende Durchblutung des Herzens weiterhin gewährleisten.

Vorsicht: Lebensgefahr!

Viel gefährlicher als die stabile ist die »instabile« Angina pectoris. Instabil bedeutet, dass die vorhandenen Angina-pectoris-Beschwerden zunehmen oder dass neue Symptome auftreten, aber noch keine weiteren Hinweise auf einen akuten Infarkt bestehen. Der Arzt kann feststellen, ob das EKG auffällig verändert ist oder im Blut bestimmte Eiweißstoffe (Herzenzyme) nachgewiesen werden können, die auf einen Untergang von Herzmuskelzellen schließen lassen. Wenn ja, handelt es sich um ein »Akutes Koronar-Syndrom« beziehungsweise einen Herzinfarkt.

Dass bei einem Infarkt ein so ausgeprägtes Gefühl der Todesnähe und -angst auftritt, zeigt – im Gegensatz zu vielen anderen sehr starken und bedrohlichen Schmerzen –, dass hier das Zentralorgan der Vitalität, das Zentrum des Lebens, bedroht ist.

Gelegenheit zur Umkehr

Zwar ist der Moment des Infarkts oder der schweren Angina pectoris, die Todesnähe, in die sie geführt haben, für viele Herzpatienten durchaus ein Schock, ein Alarmsignal. Aber viele verdrängen das schnell wieder. »Das Problem ist behoben, also kann ich so weiterleben wie bisher« – so denken viele. Dabei haben Infarkt oder Angina pectoris aber gerade einen Missstand ans Tageslicht gebracht. Sie sind eine Aufforderung zur Umkehr, zum Aufbruch in ein anderes Leben – beruflich und privat: »So wie bisher darf es nicht weitergehen. Ändere etwas an deinem Leben«! Dafür gibt es viele Möglichkeiten, und sie sind gar nicht so schwer umzusetzen (siehe Seite 57 f.).

Viele Menschen mit koronarer Herzkrankheit haben das Gefühl für ihr Herz völlig verloren. Für sie ist das Herz deshalb oft nur noch eine »Pumpe« – weil sie weder das Herz selbst gut fühlen noch mit dem Herzen gut fühlen können, was ihnen guttut. Dann ist es wichtig, sich diese Empfindungsqualität allmählich wieder zu erschließen (siehe Seite 86 f.).

Häufige Folge: ein schwaches Herz

Nach einem Herzinfarkt bleibt am Herzmuskel meist eine »Narbe« zurück. Dort sind Herzmuskelzellen zerstört worden, was die Herzleistung beeinträchtigt. Eine Herzschwäche kann sich aber auch ohne Infarkt, allein auf der Grundlage einer koronaren Herzkrankheit entwickeln. Sie betrifft in erster Linie die linke Herzkammer, deren Muskulatur nicht mehr gut genug ernährt wird, sodass sie sich nicht mehr kraftvoll genug zusammenziehen und dehnen kann.

WICHTIG
Infarktzeichen bei Frauen sind oft Schmerzen im ganzen Oberkörper, in Schultern, Rücken und Bauch, gepaart mit Übelkeit, Erbrechen und kaltem Schweiß. Dann sofort den Notarzt rufen (Telefon 112)!

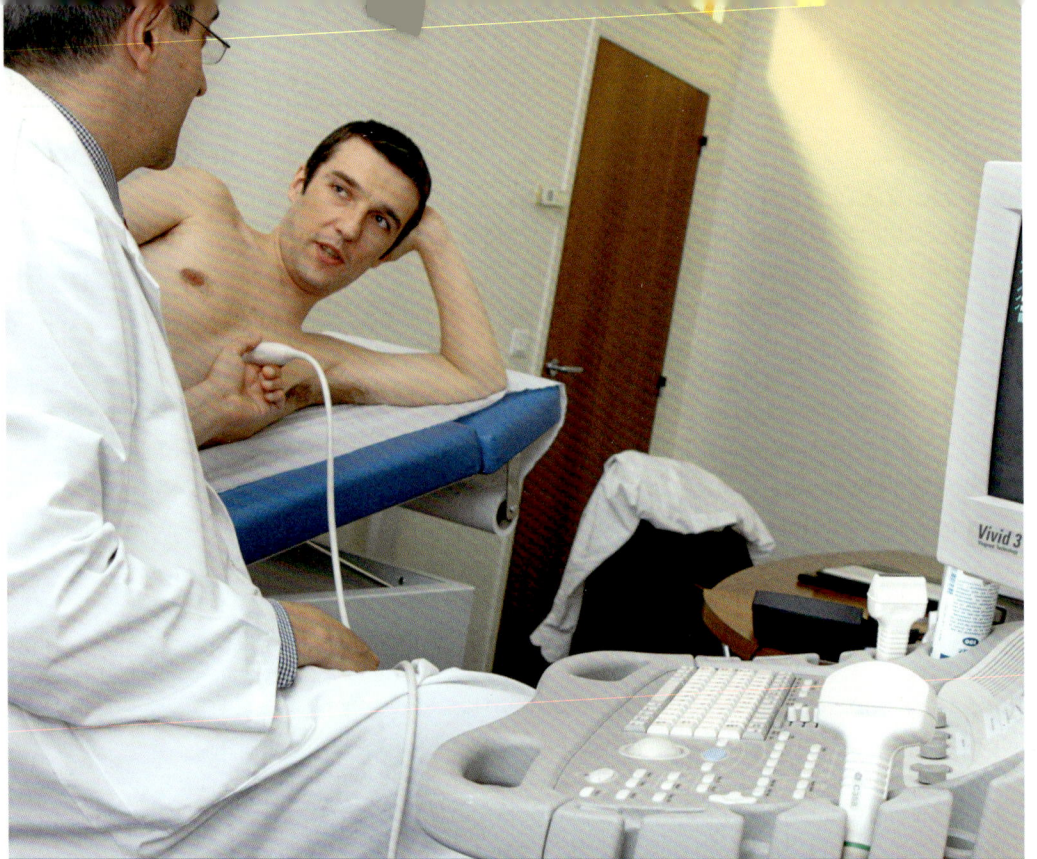

Herzschwäche

Eine Herzschwäche kann viele Gesichter haben – je nachdem, wie ausgeprägt sie ist, auf welcher Grundlage sie entstanden ist und welchen Teil des Herzens sie betrifft (meist die linke Kammer). Sie entsteht über viele Jahre hinweg als Folge von koronarer Herzkrankheit, Infarkt oder hohem Blutdruck. Bei jeder Form von Herzschwäche gelangt zu wenig Blut in den Kreislauf, das Herz kann den verschiedenen Anforderungen nicht mehr gerecht werden. Die Leistungsfähigkeit lässt nach.

Das Herz verliert an Dehnbarkeit

Früher dachte man, dass die Herzschwäche vor allem auf einen Mangel an Kraft im Herzmuskel zurückgeht. Heute weiß man, dass sie vielmehr ein Mangel an Elastizität und Nachgiebigkeit ist. Denn das Dehnen des Herzens in der Diastole ist ja beileibe kein passiver Vorgang (siehe Seite 11).

Wenn sich die linke Kammer nicht mehr richtig dehnen kann, füllt sie sich nicht mehr ausreichend mit Blut. Meist ist dieser Mangel an Elastizität die Folge eines über längere Zeit bestehenden zu hohen Blutdrucks. Dieser setzt die linke Herzkammer unter eine chronisch anhaltende Spannung. Das führt dazu, dass sich um die Herzmuskelzellen herum bindegewebiges Fasermaterial einlagert, was den Herzmuskel steif und unbeweglich macht, er verhärtet zusehends (diastolische Herzinsuffizienz).

Aufgrund der Einlagerung von Bindegewebe wird der Herzmuskel immer dicker. Und je dicker er wird, desto schlechter wird er ernährt. Denn die Kapillaren, die von den Herzkranzgefäßen ins Innere der Muskulatur abgehen (siehe Seite 12), können nur begrenzt mitwachsen. Bleiben Druck und Spannung in den Herzmuskelzellen hoch und lagert sich weiterhin Bindegewebe ein, kippt das Ganze ins Krankhafte. Die steif gewordene Kammer kann sich nicht mehr gut dehnen – und dann füllt sie sich auch nicht mehr ausreichend mit Blut.

Schwierige Diagnose

Eine diastolische Herzschwäche ist nicht so leicht zu erkennen wie eine systolische (siehe Seite 47) – was mit ein Grund dafür ist, dass sie häufig lange Zeit bestehen und fortschreiten kann, bevor der Arzt die richtige Diagnose stellt. Bei der systolischen Herzschwäche sieht man, dass der Muskel sich verkürzt, und man kann messen, dass die Auswurffraktion geringer ist. Beides erscheint bei der diastolischen Form normal, eine mangelnde Dehnungsfähigkeit lässt sich nicht so gut sichtbar

WUSSTEN SIE ...

... dass in Deutschland jedes Jahr 200 000 Menschen neu an einer Herzschwäche erkranken? Der Anteil an der Bevölkerung steigt mit dem Alter von 1 Prozent bei den 45- bis 55-Jährigen auf 2 bis 5 Prozent bei den 55- bis 75-Jährigen und fast 10 Prozent bei den über 80-Jährigen. Bei über 65-Jährigen ist diese Krankheit sogar der häufigste Grund für eine Einweisung ins Krankenhaus.

machen. Da es für die diastolische Herzschwäche noch keine von den Fachgesellschaften anerkannte Therapie gibt, wird sie oft nicht erwähnt oder erklärt. Auch ist noch nicht verbindlich definiert, was als krankhaft gilt und was nicht – da gibt es zurzeit noch einen großen Graubereich.

Der Vorhof leidet mit

Der Verlust der Dehnbarkeit wirkt sich auch auf den Herzvorhof aus – er muss jetzt nämlich Kraft entfalten, damit er sich überhaupt noch vollständig entleert. Und genau dafür ist er nicht gebaut. Kraft und Druck sind ihm eher fremd, er ist vielmehr eine stark vergrößerte Vene, die nur dafür da ist, sich passiv füllen und durchströmen zu lassen, aber nicht dafür, selbst aktiv Druck aufzuwenden. Gibt die Kammer nicht mehr genug nach, muss sich der Vorhof gegen diesen Widerstand kräftig ins Zeug legen, um das Blut doch noch in die Kammer hineinzubefördern.

Mit der Zeit belastet ihn das so sehr, dass er sich immer mehr weitet. Damit verändert sich das Gefüge seiner Muskulatur – und das ist dann der Grund, warum im Zusammenhang mit einer Herzschwäche so häufig eine ganz bestimmte Herzrhythmusstörung auftritt: das Vorhofflimmern. Dabei zieht sich die Muskulatur 400 bis 600 Mal pro Minute zusammen – also unfassbar schnell. Es ist auch eigentlich gar kein richtiges Zusammenziehen mehr, sondern nur noch ein Vibrieren. Dann steht das Blut eher still, als dass es weiterfließt. Mit der Folge, dass die Kammer sich noch weniger füllt und die Blutversorgung des gesamten Organismus erst recht Mangel leidet.

Anders als bei einer Herzschwäche auf der Grundlage einer koronaren Herzkrankheit ist das Herz dann direkt als Organ krank, und die Herzschwäche ist nicht Folge eines Durchblutungsproblems, sondern eine unmittelbare Auswirkung einer chronischen Schädigung des Herzens selbst.

WICHTIG

Wenn der Vorhof flimmert, verwirbelt das Blut in einer kleinen Ausstülpung, dem Herzohr. Dabei können sich Gerinnsel bilden, die leicht in die Kopfarterien gelangen und einen Schlaganfall auslösen. Typische Anzeichen für Vorhofflimmern – und ein Anlass, rasch den Arzt aufzusuchen – sind: Herzklopfen, unregelmäßiger, flacher und schneller Stolperpuls, Unruhe- und Angstgefühle, Schwindel, kurze Ohnmacht (weil das Gehirn nicht mehr richtig durchblutet wird).

Das Herz verliert an Kraft

Wenn der Herzmuskel aufgrund einer koronaren Herzkrankheit nicht mehr ausreichend
durchblutet wird oder wenn nach einem Infarkt Narben im Herzmuskel zurückgeblieben
sind, wird dieser schlechter ernährt. Er kann
sich nicht mehr so kraftvoll zusammenziehen
und wird mit der Zeit immer dünner und
schwächer. Diese Form der Herzschwäche
heißt deshalb »systolische Herzinsuffizienz«,
sie betrifft die Systole, die Kraft beim Zusammenziehen der linken Herzkammer.

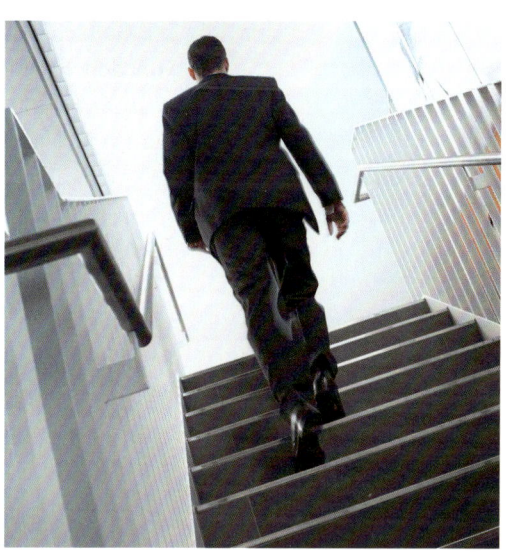

Im Ultraschallbild kann der Arzt das gut
erkennen, weil sich der Herzmuskel nicht
gleichmäßig bewegt. Gleichzeitig lässt sich
gut messen, dass bei der Systole weniger Blut aus der Kammer
in die Aorta ausgeworfen wird. Das Maß dafür ist die »Ejek-
tionsfraktion«, abgekürzt EF (normalerweise beträgt sie 60 bis
70 Prozent).

Atemnot beim Treppensteigen
ist oft das erste Signal für ein
geschwächtes Herz.

Wenn sich die Herzkammern – vor allem die linke – nicht mehr
kraftvoll genug zusammenziehen können, werden Muskulatur
und Organe nicht mehr so gut durchblutet. Es wird nicht mehr
genügend Blut in den Kreislauf ausgeworfen, dem Herzen fehlt
die Leistungsfähigkeit. Auch die Lebensgeister sind nicht mehr so
präsent, der Antrieb fehlt.

Oft ist das erste Symptom einer Herzschwäche Kurzatmigkeit –
beim Treppensteigen, Koffertragen, schnellen Gehen oder in ber-
gigem Gelände kommen Sie rasch außer Atem, müssen immer
wieder stehenbleiben, um Luft zu holen. Spaziergänge sind nur
noch begrenzt möglich, beim Joggen müssen Sie das Tempo
drosseln. Sie können auch nicht mehr einfach einen Spurt zum
Bus oder zur S-Bahn einlegen, ohne völlig außer Puste zu geraten.
Ohne aktives Gegensteuern wird das Herz über viele Jahre hinweg immer schwächer. Schließlich machen schon geringfügige
Anforderungen (zum Beispiel einen voll beladenen Einkaufswa-
gen schieben) große Mühe und verursachen Atemnot.

Gestaut und kraftlos

Wenn das Herz sich nicht mehr richtig dehnen und auch das Blut nicht mehr kraftvoll in den Kreislauf auswerfen kann, zeigt sich das auf zwei Ebenen:

> Der Organismus wird mit zu wenig neu impulsiertem, erfrischtem Blut versorgt. Der Blutdruck ist niedrig, vor allem Gehirn und Nieren werden nicht mehr ausreichend gut durchblutet, jede körperliche Aktivität wird zum Kraftakt, das ganze Leben ist nur noch anstrengend.

> Das Blut fließt nicht mehr so zügig durch den Kreislauf, wie es nötig wäre. Zum einen staut es sich vor dem linken Herzen bis in die Lungen zurück – denn von dort kommt ja das sauerstoffreiche Blut – und die Herzschwäche betrifft anfangs oft nur die linke Herzkammer und in der Folge dann auch den linken Vorhof. Aber auch von der Lunge aus rückwärts gesehen staut sich das Blut zurück in die rechte Kammer, den rechten Vorhof und schließlich bis hinein in das gesamte venöse System. Der ganze Organismus ist dann regelrecht »durchgestaut«, alles Fließen ist ins Stocken geraten. Die Folge sind massive Wassereinlagerungen im ganzen Körper, bis hinein in Beine, Lunge und Bauchraum. Ein dumpfes Schweregefühl macht sich breit, der ganze Leib ist kaum noch lebendig zu durchdringen und »versumpft« zusehends. Auf der seelischen Ebene zeigt sich das oft in depressiven Phasen, die Lebensfreude geht verloren, alles erscheint sinnlos und leer. Der ganzen Persönlichkeit fehlt jeglicher Antrieb – und eine tief greifende Erschöpfung macht sich breit.

Das Herz erschöpft sich

Meist gehen systolische und diastolische Herzschwäche mit der Zeit ineinander über, sodass eine klare Unterscheidung nicht mehr möglich ist. Hinzu kommt, dass das Herz auf drei Ebenen immer weiter erschöpft wird, und zwar durch

> das kontinuierliche Feuer der Stresshormone,

> eine Störung der Wasserausscheidung,

> Bewegungsmangel und eine nachfolgende Fehlregulation in der Skelettmuskulatur.

Stress treibt das Herz in den Ruin

Normalerweise werden die Stresshormone Adrenalin und Noradrenalin im Nebennierenmark erzeugt. Sie aktivieren das sympathische Nervensystem, das Aufmerksamkeit und Leistungsbereitschaft steuert. Es sorgt dafür, dass die Blutgefäße in den herzfernen Geweben eng gestellt werden – der Blutdruck steigt, das Herz schlägt schneller und mit mehr Kraft.

Besteht nun bereits eine systolische Herzschwäche, bedeutet dieser zusätzliche Druck jedes Mal eine Art Peitschenhieb für das sowieso schon sehr angestrengte Herz. Es muss immer noch mehr leisten, und noch mehr und noch mehr… Das schafft es aber irgendwann nicht mehr, und in seiner Verzweiflung greift es dann zu einem wirklich allerletzten Mittel: Es produziert selbst Stresshormone, um auf jeden Fall den Kreislauf aufrechtzuerhalten. Das Herz ist so sehr dienendes Organ, dass es sogar in Kauf nimmt, sich dabei selbst zu zerstören. Denn irgendwann sind auch die Hormonvorratsspeicher im Herzmuskel komplett entleert – und dann versagt es.

Dieser Teufelskreis lässt sich zwar medikamentös durchbrechen – vorwiegend durch Betablocker (dazu gehören zum Beispiel Wirkstoffe wie Bisoprolol, Carvedilol, Metoprolol, Nebivolol). Sie regulieren den Spannungszustand des sympathischen Nervensystems herab und verlangsamen dabei auch den Herzschlag. Das allein reicht aber nicht aus – das Herz braucht zusätzlich Unterstützung durch andere Maßnahmen (siehe Seite 57 f.).

Der Körper wird überwässert

Bei der Herzschwäche wirkt sich noch ein anderer hormoneller Regelkreis fatal aus: Werden die Nieren nicht mehr gut durchblutet, weil zuwenig Blut in den Kreislauf gelangt, schütten sie das Hormon Renin aus. Renin bewirkt, dass vermehrt Angiotensin gebildet wird, das den Blutdruck erhöht und das Herz animiert, schneller zu schlagen. Gleichzeitig hält ein anderes Hormon (Aldosteron) Wasser und Salz im Gewebe zurück und fördert die Ausscheidung von Kalium – mit dem Ziel, auch darüber den Blutdruck zu erhöhen und die Durchblutung zu fördern.

GEFÄHRLICHER DAUERSTRESS

Bei schwerer chronischer Herzschwäche und anhaltend erhöhten Stresshormonen sterben drei Viertel der Patienten innerhalb von zwei Jahren. Sind die Stresshormonwerte dagegen normal, überlebt die Hälfte von ihnen.

In Kombination mit einem schwachen Herzen und einem Rückstau vor dem Herzen (siehe Seite 48) führt das dazu, dass sich immer mehr Wasser im Körper sammelt. Mehr noch: Angeregt durch die Vorgänge in den Nieren bildet auch das Herz selbst gefäßverengende Hormone (Angiotensin und Aldosteron). Dadurch vermehrt sich wiederum das Bindegewebe – und der Herzmuskel wird noch dicker, steifer, härter.

Fehlgesteuerte Muskulatur

Noch bis vor wenigen Jahren dachte man, wer eine Herzschwäche hat, dürfe sich gar nicht mehr belasten. Viele Menschen gerieten dadurch aber nur noch tiefer in die Erschöpfung. Dann stellte sich heraus: Belastung schadet keineswegs – im Gegenteil, sie stärkt das Herz. Mittlerweile weiß man auch, warum.

Bei einer hochgradigen Herzschwäche ist die Muskulatur vor allem an den Beinen nämlich nicht nur deshalb degeneriert, weil die Menschen sich kaum noch bewegen. Vielmehr ist auch hier ein Regelkreis gestört, der die Herzschwäche immer weiter fördert. Ärzte nennen das einen »gestörten Ergozeptor-Reflex«.

Normalerweise melden Nerven innerhalb der Muskulatur ans Gehirn, wie die Stoffwechselsituation innerhalb der Muskelfasern ist. Steigen beispielsweise durch starke Beanspruchung der pH-Wert, die Kohlendioxidkonzentration oder auch die Menge der Eiweißabbauprodukte, animiert das zentrale Nervensystem den Körper dazu, die Atmung zu intensivieren, den Herzschlag zu beschleunigen, den Blutdruck zu erhöhen und somit die Durchblutung der Muskulatur zu steigern.

Dieser sinnvolle Mechanismus ist bei einer Herzschwäche überaktiviert: Schon bei viel geringerer Belastung setzt das zentrale Nervensystem die Befehle an Herz und Blutgefäße in Gang, die die Durchblutung verstärken sollen. Damit steigert es aber nur die Erschöpfungssymptome – denn die Folge ist, dass das Herz schon nach drei Schritten rast und dass bereits nach drei Treppenstufen die Puste ausgeht. Viele schieben das dann auf zu viel Wasser im Körper oder auf die Leistungsschwäche des Herzens. Das Ganze ist aber vielmehr ein Problem der Muskulatur.

Maßvoll und rhythmisch bewegen

Deshalb ist es sinnvoll, die Muskulatur mit einem maßvollen Bewegungstraining wieder so einzustimmen, dass dieser fehlgesteuerte Reflex unterbunden wird. Wichtig: Das Training sollte sich langsam steigern und rhythmisch erfolgen, nie ruckartig.

Studien aus sportmedizinischen Instituten haben gezeigt, dass die Muskelfaserdicke dann wieder zunimmt und die Muskulatur auch wieder lernt, besser mit den Ressourcen umzugehen. Sie ist nicht mehr so übersensibel, produziert weniger Milchsäure (Laktat), sodass die Muskulatur nicht so schnell »übersäuert« wird. Der gesamte Stoffwechsel verändert sich zum Guten. Dadurch sinken auch die Blutspiegel für Stresshormone und Angiotensin – was sich direkt am Herzen positiv auswirkt: Dehnungsfähigkeit und Durchblutung verbessern sich, die Atmung wird tiefer, die Blutgefäße können Enge und Weite wieder besser regulieren, das Herz schlägt langsamer und kraftvoller.

GU-ERFOLGSTIPP KOSTENLOS UND MEIST EFFEKTIVER ALS DIE MEISTEN MEDIKAMENTE: BEWEGUNG!

Bei einer Herzschwäche kann Bewegung das Herz meist effektiver stärken als die meisten Medikamente. Das zeigte 2009 eine Studie Göttinger Wissenschaftler. Sie konnten nachweisen: Bewegung baut Entzündungsbotenstoffe ab, die zu einem Abbau der Skelettmuskulatur führen. Schon nach vier Wochen Training bessert sich die Leistungsfähigkeit um 20 bis 30 Prozent. Auch lassen sich damit bis zu ein Drittel der Krankenhauseinweisungen und Todesfälle vermeiden. Wichtig: Die Bewegung sollte möglichst wenig Kraft erfordern – deshalb ist Spazierengehen ideal. Und es schützt auch vor koronarer Herzkrankheit: Schon wenn Sie täglich eine halbe bis dreiviertel Stunde spazierengehen, senken Sie das Risiko für Durchblutungsstörungen in den Herzkranzarterien um die Hälfte. Das zeigen neue große internationale Studien. Bewegung verringert die Blutfette und auch den Blutzucker (wichtig bei Diabetes), sie beschleunigt die Fettverbrennung und senkt den Blutdruck. Außerdem stärkt sie das Immunsystem.

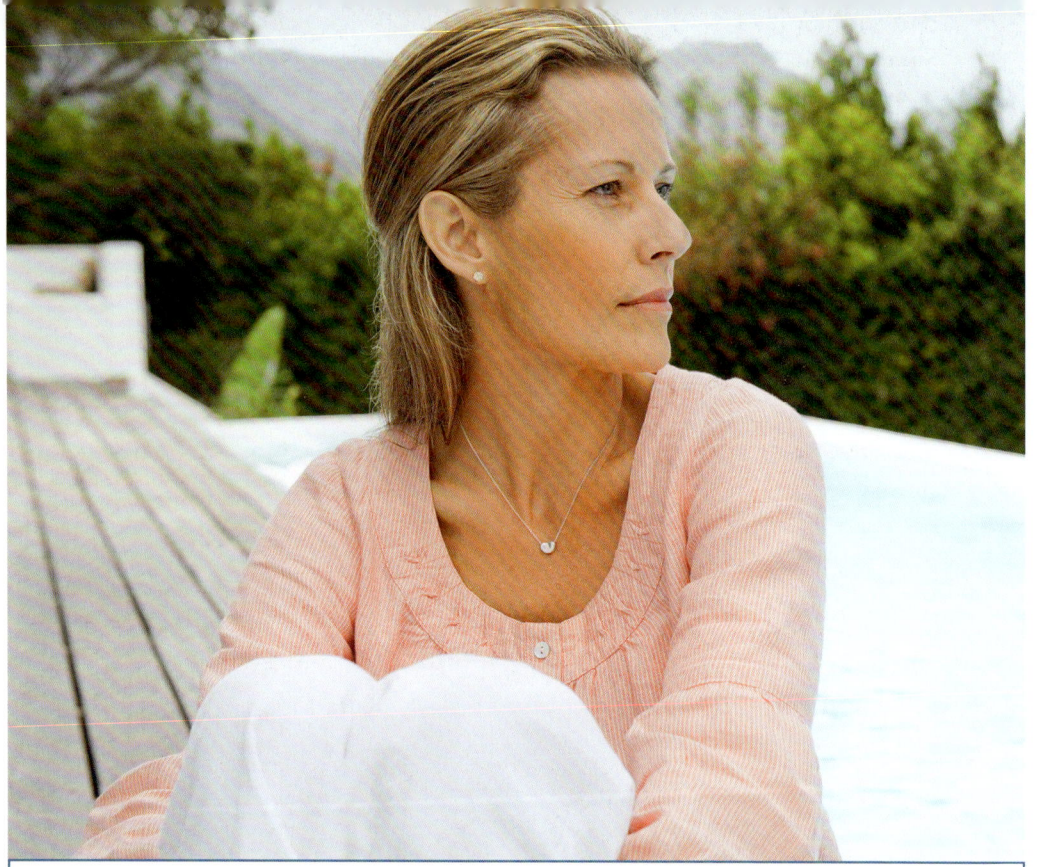

Hand aufs Herz –
der große Herz-Test

Mit diesem Test können Sie herausfinden, wo Ihr Herz zurzeit am ehesten Hilfe braucht: auf der körperlichen, seelischen oder biografischen Ebene. Oft ist es auch ein Mix aus allen dreien. Auf Seite 55 zeigen wir Ihnen, was sich daraus für Konsequenzen ergeben – für jede Farbe gibt es im Praxis-Teil viele wichtige Tipps und Hinweise, die Sie nach Bedarf kombinieren können. Wichtig: Je ehrlicher Sie alle Fragen beantworten, desto gezielter können Sie Ihr Herz stärken!

Ihr persönlicher Herz-Test

Kreuzen Sie in den farbig markierten Kästchen immer diejenigen an, die so oder so ähnlich auf Sie zutreffen. Am Schluss zählen Sie zusammen, welche Farben Sie am häufigsten markiert haben.

☐ Wenn ich abends nach Hause komme, kann ich mich nur noch vor den Fernseher setzen. Mehr schaffe ich nicht.

☐ Mein Partner hat mich schon vor vielen Jahren verlassen. Seither habe ich niemanden mehr an mich herangelassen.

☐ Ich habe so viel zu tun, ich komme einfach nicht dazu, auch noch Sport zu treiben.

☐ Ich mag nun mal Currywurst und Pommes – wozu haben wir Krankenkassen?

☐ Ich habe das Gefühl, mich ständig zu verausgaben.

☐ Ich habe so viele Schicksalsschläge erlitten. Da macht das Leben nicht mehr viel Freude.

☐ Es strengt mich an, aus dem Haus zu gehen.

☐ Ich hasse Fitness-Studios – und jede Art von Sport.

☐ Ich habe schon zig Diäten gemacht. Geholfen hat keine.

☐ Ich habe mein Leben lang gearbeitet, aber glücklich war ich in meinem Beruf nie.

☐ Wenn etwas nicht gleich so gemacht wird, wie ich es angegeben habe, fahre ich schnell aus der Haut.

☐ Mich belastet einiges. Aber ich weiß nicht, mit wem ich darüber sprechen soll. Mich versteht sowieso niemand.

☐ Ältere Menschen haben nun mal meistens einen Bauch.

☐ Ich schäme mich meiner Pfunde und gehe deshalb nicht zum Sport.

☐ Früher war ich eine richtige Frohnatur. Das ist mir durch die Krankheit abhanden gekommen.

☐ Mein Blutdruck ist abends immer zu hoch.

☐ Ich habe viele Bekannte, aber keine richtigen Freunde.

- [ ] Ich jogge einmal in der Woche, aber ohne Freude.

- [ ] Ich habe das Gefühl, nicht richtig durchatmen zu können.

- [ ] Meine Speckschicht polstert mich gegen alle Widrigkeiten.

- [ ] Meine Traurigkeit nimmt mir oft die Luft zu Atmen.

- [ ] Die Liebe ist schon lange erloschen. Wir sind nur noch aus Gewohnheit zusammen. Und mangels Alternative.

- [ ] Ich kann mich kaum noch zu etwas aufraffen, ich bin einfach für alles zu träge.

- [ ] Ich habe mir schon x-mal vorgenommen, mich mehr zu bewegen, aber ich schaffe es einfach nicht.

- [ ] Ich höre so oft: »Unterbrich mich nicht ständig!« Mir ist das gar nicht bewusst.

- [ ] Den Lebensabend allein verbringen, das ist keine Freude.

- [ ] Ich habe zu nichts mehr Lust. Am liebsten würde ich mich irgendwo verkriechen und nie wieder rauskommen.

- [ ] Ich weiß – ich sollte mich mehr bewegen. Aber ich finde jedes Mal neue Ausreden!

- [ ] Beim Krimi futtere ich schon mal eine Packung Chips.

- [ ] Eine Stunde lang nichts tun – das kenne ich nicht.

- [ ] Ich habe immer meine Pflicht getan. Mich hat nie jemand gefragt, was ich mir für mein Leben gewünscht hätte.

- [ ] Mein Körper fühlt sich an wie ein schwerer Wackerstein.

- [ ] Den Sport, der mir Freude macht, muss man erst noch erfinden.

- [ ] Ich neige zu Durchfall.

- [ ] Von Freundschaften halte ich nicht viel. Freunde haben mich meistens enttäuscht.

- [ ] Ich kann essen, was ich will, ich nehme immer zu.

- [ ] Ich bin ständig auf die Hilfe anderer angewiesen. Das ist kein Zustand, mit dem man gerne lebt.

☐ Mich wollte noch nie jemand so, wie ich bin.

☐ Mitten in der Stadt kann man nicht spazieren gehen.

☐ Selbst kochen mag ich nicht. Ich bin froh, dass es so viele Fertiggerichte gibt.

☐ Ich kann mich oft nicht richtig spüren. Da ist so viel Leere.

☐ Ich stehe ständig unter Druck, aber ich weiß nicht, wie ich das ändern soll.

☐ Bleiben Sie mir weg mit Sportvereinen.

☐ Mein Partner engt mich sehr ein. Es wäre besser, ich würde ihn verlassen. Aber dazu fehlt mir der Mut.

☐ Ein Stück Torte macht das Leben doch erst richtig schön.

☐ Ich kann doch mit meiner Schwäche keinen sinnvollen Beitrag zur Gemeinschaft mehr leisten, noch nicht einmal innerhalb der Familie.

☐ Ich kann einfach niemandem so richtig vertrauen.

☐ Ich bin viel unterwegs und froh, wenn ich abends die Füße hochlegen kann.

☐ Obwohl ich beim Schlafengehen richtig müde bin, wache ich schon nach wenigen Stunden wieder auf. Danach liege ich meist bis zum Morgen wach.

☐ Meine Träume habe ich schon lange begraben.

Auswertung:

> Viele blaue Kästchen: Sie brauchen mehr Rhythmus, mehr freien Atem in Ihrem Leben (siehe Seite 74). Und Sie sollten mehr Herzenswärme entwickeln (siehe Seite 69).

> Viele braune Kästchen: Schauen Sie doch mal, wie lecker und bekömmlich gesunde Ernährung sein kann (siehe Seite 77)!

> Viele grüne Kästchen: Ihr Herz braucht mehr Bewegung! Und das muss gar nicht heißen, dass Sie Sport treiben. Es gibt so viele schöne Alternativen (siehe Seite 62)!

> Viele orangefarbene Kästchen: Ihr Herz braucht Ermutigung und Pflege auf der seelischen Ebene (siehe Seite 86 f.).

> Viele pinkfarbene Kästchen: Für Sie gilt der Satz von Erich Kästner: »Es gibt nichts Gutes, außer man tut es.« Schauen Sie mal, ob Sie Ihrem Leben nicht doch mehr Sinn geben können – wer, wenn nicht Sie selbst, sollte sich darum kümmern (siehe Seite 104 f.)?

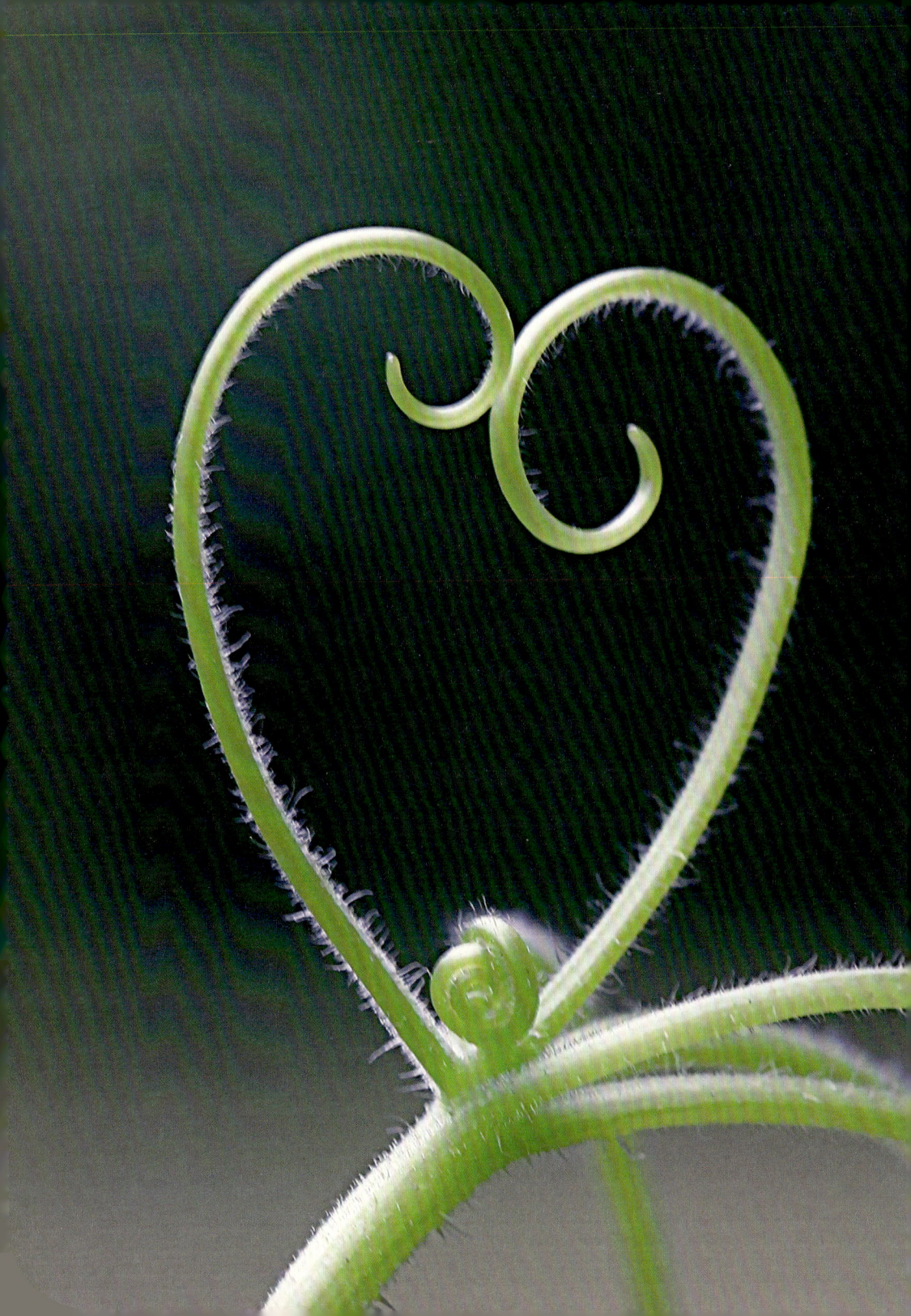

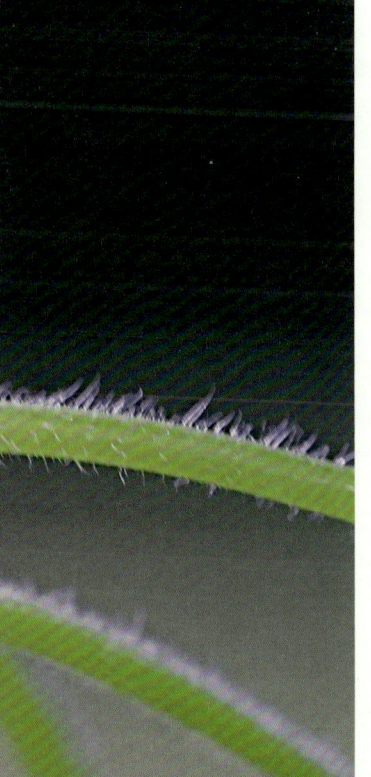

SO STÄRKEN SIE IHR HERZ

Sie können Ihr Herz auf drei Ebenen unterstützen: Erstens, indem Sie ihm zu mehr Vitalität verhelfen, zweitens, indem Sie den Empfindungsraum Ihres Herzens pflegen, und drittens, indem Sie Ihr Leben mit Sinn erfüllen.

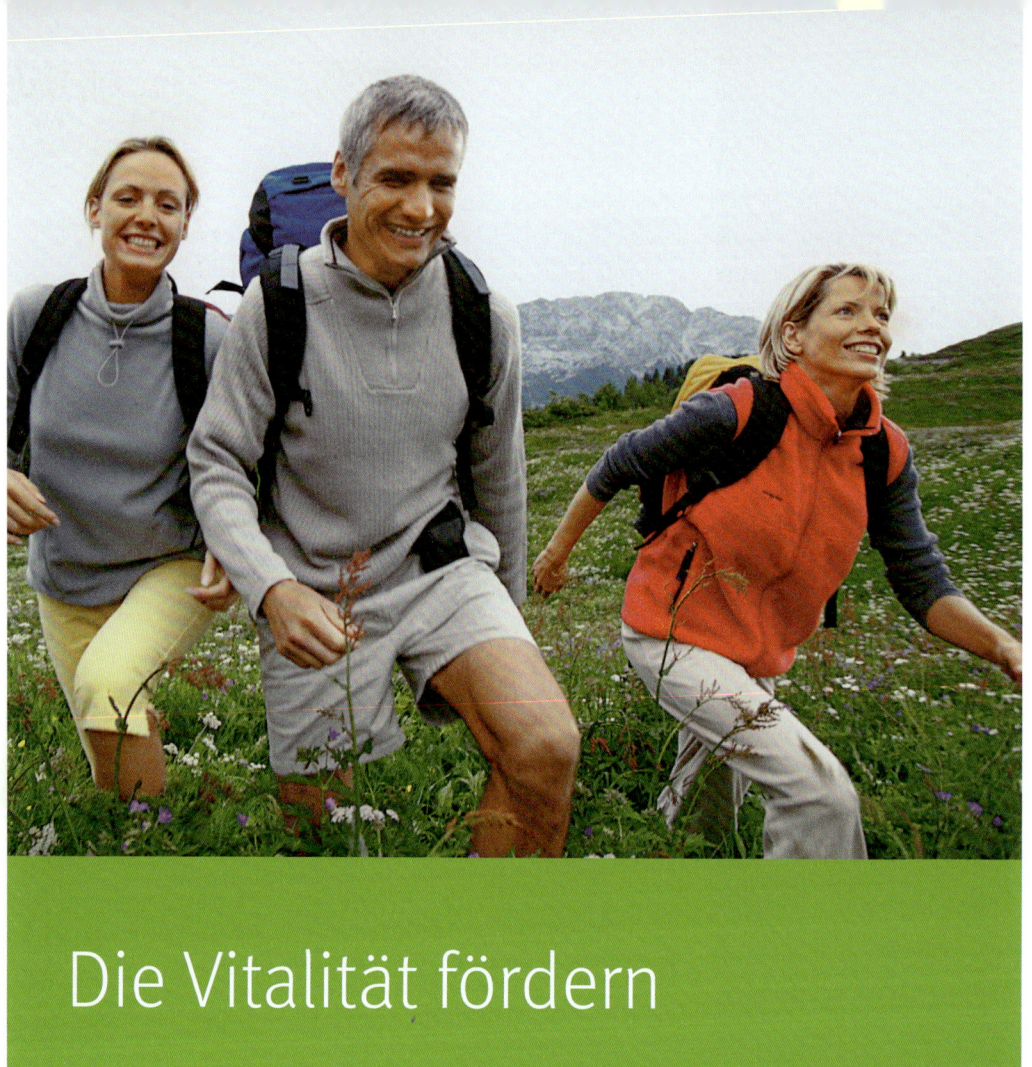

Die Vitalität fördern

Vital sein – das bedeutet, sein Leben aktiv gestalten zu können. Viele Menschen können das nach einem Herzinfarkt, mit einer koronaren Herzkrankheit oder einer Herzschwäche nicht mehr so, wie sie es sich wünschen. Und doch – Sie können selbst sehr viel tun, um Ihre Vitalität zu fördern und zu bewahren, oft sogar sehr viel effektiver als eine Behandlung mit Medikamenten. Die wichtigsten Ansatzpunkte dafür sind Bewegung, Wärme, Rhythmus und Ernährung.

Außen ansetzen, innen wirken

Wenn das Herz krank ist, denken wir immer, die Therapie müsse auch direkt am Herzen ansetzen – mit Katheter-Untersuchung, Stent-, Schrittmacher- oder Defibrillator-Einlage, Bypass-Operation und Medikamenten, die die Herzfunktion beeinflussen. Das alles mag auch immer wieder sinnvoll und notwendig sein – es ist aber nicht das Einzige. Sie selbst können mindestens genauso viel, wenn nicht noch mehr dafür tun, dass Sie auch mit einem schwachen Herzen vital bleiben und Ihr Leben gestalten können. Denn ebenso wie vieles von dem »hausgemacht« ist, was dem Herzen schadet (siehe Seite 30 f.), haben Sie es selbst in der Hand, korrigierend und steuernd einzugreifen, um das Herz zu stärken. Nicht selten ist das sogar wirksamer als hochgerüstete Medizintechnik und konventionelle Arzneimittel.

Das Herz reagiert auf alles, was ihm aus der Umgebung entgegenkommt. Auch koronare Herzerkrankung und Herzschwäche gehen nicht primär auf das Herz selbst zurück. Sie sind Folge anderer krank machender Faktoren, Antworten auf eine Überforderung aus der Umgebung – in Form von Stress, Hochdruck, Übergewicht. Oder eine Reaktion auf eine schlechte Durchblutung und Ernährung des Herzens (siehe Seite 40). Genauso wie das Herz durch diese Faktoren geschwächt wird, lässt es sich stärken, indem Sie es vor ihnen schützen.

Von außen anregen

Das Herz braucht vor allem die Anregung von außen – sei es durch Bewegung, Ernährung, Rhythmus oder Wärme. Damit lässt sich der Kreislauf in den herzfernen Körperregionen stimulieren, und das Herz wird entlastet – es muss nicht mehr so viel Kraft aufwenden, um den Kreislauf in Bewegung zu halten. Ein wohliges Körpergefühl entsteht. Sie kennen das vielleicht aus eigener Erfahrung: Wie entspannt und gut durchpulst fühlen Sie sich nach einer großen Wanderung oder einer ausgedehnten Fahrradtour! Deshalb sind alle Maßnahmen, die von außen kommen, für das Herz so wichtig. Denn eine koronare Herzkrankheit, vor allem aber eine Herzschwäche spüren Sie am wenigsten am Herzen

EIN GUTES LEBEN FÜHREN

Viele Menschen führen ein gutes Leben trotz einer massiven Herzschwäche oder deutlicher Anzeichen von Angina pectoris – weil sie die herzstärkenden Maßnahmen berücksichtigen. Das geht in jedem Alter, in jeder Lebensphase und in jedem Krankheitsstadium.

NICHTS MUSS, ALLES KANN

Alles, was wir Ihnen im Folgenden an Vorschlägen aufblättern, ist immer ein »Du kannst«, nie ein »Du musst«! Suchen Sie sich das heraus, was zu Ihnen passt, was für Sie richtig ist, woran Sie Freude haben. Wenn es von Herzen kommt, wird es Ihnen guttun!

selbst, sondern vielmehr an den Auswirkungen: Die Leistungsfähigkeit lässt nach, die Beine tragen nicht mehr, der Atem wird knapp, die Lebensfreude leidet, Mutlosigkeit macht sich breit. Indem Sie das Herz durch Maßnahmen von außen stimulieren, helfen sie ihm, seine Kraft zu bewahren.

Genauso wichtig ist es, die Empfindsamkeit des Herzens zu pflegen und sich um geistige Beweglichkeit zu bemühen. Auch dadurch stärken Sie das Herz, weil es eben nicht nur ein Organ für den Blutkreislauf ist, sondern genauso ein Empfindungsorgan (siehe Seite 18) und ein Lebenskompass (siehe Seite 22).

Auf Sie selbst kommt es an!

Engstellen in den Herzkranzgefäßen lassen sich mit einem Ballon-Katheter aufdehnen – sie verschwinden aber auch allein durch eine Änderung des Lebensstils. Das konnte als Erster Ende der 1980er-Jahre der US-amerikanische Arzt Dr. Dean Ornish beweisen – und leitete damit eine Revolution in der Herztherapie ein. Sein Programm: Fettarme Kost (massives Übergewicht durch zu viel Fett in der Ernährung ist in den USA nach wie vor ein großes Problem), regelmäßige Bewegung, konsequenter Nikotinverzicht, Entspannung, Meditation und: das Herz öffnen für die Begegnung mit anderen Menschen.

Es ist eben nicht damit getan, nur die verordneten Pillen zu schlucken und ansonsten »weiterzuleben wie bisher«, wie es oft geraten wird. Ganz im Gegenteil – Medikamente sind dem, was Sie selbst tun können, sogar eher unterlegen (aber auch nicht überflüssig). Das zeigen große internationale Studien.

So wurde zum Beispiel in der »4S-Studie« (Scandinavian Simvastatin Survival Study) 1995 geprüft, ob die Einnahme von blutfettsenkenden Mitteln (hier: Simvastatin) die Anzahl der tödlichen Herzinfarkte reduzieren kann. 4444 Patienten mit koronarer Herzkrankheit oder überstandenem Herzinfarkt wurden jeweils zur Hälfte fünf Jahre lang mit Simvastatin oder einem Scheinmedikament (Placebo) behandelt. In der Gruppe, die ein Placebo bekam, betrug die Infarkt-Sterblichkeit 8,5 Prozent; in der Gruppe, die Simvastatin einnahm, lag sie bei 5 Prozent. In der Placebo-

Gruppe bekamen 12,1 Prozent der Probanden einen Herzinfarkt, in der Simvastatin-Gruppe nur 7,4 Prozent.

So weit die nüchternen Zahlen. Was heißt das aber konkret, umgesetzt in die Praxis? Es bedeutet: 2222 Menschen müssen fünf Jahre lang täglich eine Pille schlucken, damit acht Menschen weniger sterben. Oder: 200 Menschen müssen Simvastatin einnehmen, damit es einem von ihnen – vielleicht – nützt.

Wie viel dagegen eine gesunde Lebensweise bewirken kann, zeigt die EPIC Norfolk-Studie aus dem Jahr 2008, bei der mehr als eine halbe Million Menschen in zehn europäischen Ländern nach ihren Ernährungs- und Lebensgewohnheiten befragt wurden. Dabei kam heraus, dass sich die durchschnittliche Lebenserwartung um 14 Jahre verlängert, wenn man fünfmal am Tag Obst und/oder Gemüse isst (siehe Seite 82), sich dreimal in der Woche eine halbe Stunde bewegt (siehe Seite 62), nicht raucht und Alkohol nur in Maßen genießt. Tut man das nicht bzw. raucht man und trinkt mehr Alkohol, besteht ein vierfach erhöhtes Sterberisiko, besonders für Herz-Kreislauf-Erkrankungen, aber auch für Krebs.

Tun Sie, was Ihnen am Herzen liegt

Das zeigt: Es lohnt sich, den Lebensstil entsprechend zu verändern. Es lohnt sich, die Gesundheit zur eigenen Aufgabe zu machen und sie nicht den Ärzten zu überlassen. Es lohnt sich,

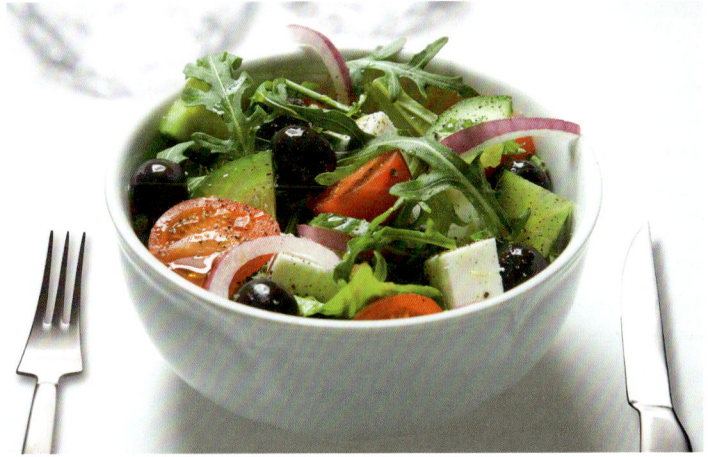

Frischer Salat – hier mit Schafskäse und Oliven – sollte täglich auf Ihrem Speisezettel stehen. Für das Herz ist er besonders gut!

ENTWICKELN SIE IHREN LEBENSATEM

Ein- und Ausatmen sind elementare Lebensrhythmen. Nehmen Sie sich daran ein Beispiel: Sie können nur dann gut ausatmen, wenn Sie auch gut eingeatmet haben. Bleiben Sie mit dem Atem immer nur an der Oberfläche, werden Sie Ihre Tiefen nicht erkunden können. Auf das Leben übertragen bedeutet das: Lösen Sie sich aus Automatismen und Zwängen. Atmen Sie tief durch und probieren Sie ruhig etwas aus, was Sie noch nie getan haben. Damit unterstützen Sie auch das Ein- und Ausatmen des Herzens.

dass Sie sich nicht zu etwas zwingen, das Ihnen nicht entspricht, das Sie eigentlich gar nicht wollen. Es lohnt sich, stattdessen das zu tun, was Ihnen am Herzen liegt, womit Sie sich identifizieren können. Es lohnt sich, gelassener zu werden, Perfektionismus abzubauen, sich selbst nicht mehr so unter Druck zu setzen. Es lohnt sich, jeden Tag eine halbe Stunde an die frische Luft zu gehen – bei jeder Witterung. Stärker im Jetzt zu leben und weniger in der Vergangenheit und in der Zukunft. Alles intensiv und mit ganzem Herzen zu tun. Sich Herzenswünsche zu erfüllen – jetzt, nicht in fünf Jahren oder in zehn. Es lohnt sich. Tun Sie's.

Wichtig ist dabei jedoch, dass Sie daran auch Freude haben. Es hat keinen Sinn, dass Sie sich ständig unter die Knute eines »Ich muss…« oder »Ich darf nicht…« zwingen – dann werden Sie sich nur reglementiert und gegängelt fühlen. Und das ist gar nicht gut fürs Herz!

Herzgesunde Bewegung

Für ein starkes Herz ist Bewegung das A und O. Unseren Alltag dominiert heute jedoch eine Kultur des Bewegungsmangels – wir müssen uns kaum noch selbst bewegen, sogar Einkäufe lassen sich im Internet tätigen und werden ins Haus geliefert. Was auf diese Weise verloren gegangen ist, lässt sich aber zurückerobern und therapeutisch nutzen – umso mehr, da Bewegung nichts kostet und überall möglich ist.

Warum tut Bewegung dem Herzen so gut? Warum ist sie so wichtig für das Herz? Weil sich alles, was den Blutfluss anregt, positiv auf das Herz auswirkt. Weil Bewegung den Kreislauf in Schwung bringt und damit das Herz entlastet. Weil sie den Stoffwechsel in der Sickerzone der Kapillaren in den herzfernen Geweben ankurbelt. Dort werden auf einer Gesamtfläche von 300 Quadratmetern pro Minute 55 Liter Wasser und 14 Gramm Zucker umgesetzt!

Das sind 80 000 Liter Wasser und 20 Kilogramm Zucker pro Tag! Was fördert diesen Stoffwechsel am besten? Genau: Bewegung. Bewegung regt vieles an, was das Herz entlastet – körperlich wie seelisch. Sie trägt am meisten dazu bei, dass das Blut gut fließt – schließlich ist das Herz aus dem strömenden Blut entstanden (siehe Seite 14), es ist doch nur logisch, dass alles, was diesen Blutfluss unterstützt, auch dem Herzen guttut.

Wirksamer als alles andere

Bewegung hat ausschließlich positive Effekte: Der Blutdruck sinkt, die Leistungsfähigkeit verbessert sich, die Muskulatur wird wieder empfindlicher für Insulin und kann so den Blutzucker besser verwerten (wichtig bei Typ-2-Diabetes!). Das Blut gerinnt nicht so leicht, seine Fließeigenschaften verbessern sich. Selbst eine gestörte Endothel-Funktion (siehe Seite 41) lässt sich durch Bewegung wieder ins Lot bringen. Bewegung durchwärmt und belebt – vom großen Zeh bis in den kleinen Finger.

Wer eine koronare Herzerkrankung hat und Sport treibt, muss sich seltener einer Bypass-Operation unterziehen oder verengte Herzkranzgefäße mit einem Katheter aufdehnen lassen. Das bewies eine Untersuchung an 100 Männern mit stark verengten Herzkranzgefäßen. Bei der Hälfte von ihnen weiteten die Ärzte die blockierten Arterien mit einem Ballonkatheter und legten einen Stent ein. Die anderen setzten sich jeden Tag 20 Minuten aufs Standfahrrad. Das Ergebnis nach einem Jahr verblüffte selbst die Ärzte: 88 Prozent der Fahrradfahrer hatte keine erneuten Beschwerden oder gar einen Infarkt erlitten, bei den Katheter-Patienten waren es nur 70 Prozent. Bei ihnen mussten sich einige sogar einem zweiten Eingriff unterziehen, weil die Herzkranzarterien wieder verstopft waren, und sie mussten öfter wegen Angina-pectoris-Beschwerden eine Klinik aufsuchen.

Geh aus, mein Herz, und suche Freud …

Bewegung ist aber nur dann für das Herz ein Gewinn, wenn Sie mit Freude dabei sind. Es hat keinen Zweck, dass Sie sich auf ein Standfahrrad oder ein Laufband quälen und dann lustlos vor sich

TIPP: Zitrone aktiviert
Wenn Sie sich schwer und überwässert fühlen, erfrischt und belebt ein Zitronen-Pulswickel: Eine etwa fünf Millimeter dicke Scheibe Zitrone auf die Innenseite des Handgelenks legen und mit einer Binde befestigen. 20 bis 30 Minuten belassen, dann abnehmen – und los geht's!

hin strampeln. Oder dass Sie sich zum Joggen zwingen, im Grunde aber keinen Spaß daran haben.

Suchen Sie sich eine Bewegungsform, die Ihnen wirklich Freude bereitet und bei der Ihnen das Herz aufgeht. Das Einfachste ist ein ganz normaler Spaziergang an der frischen Luft. Sie können ihn überall machen, er kostet nichts, und es weht Ihnen der Wind um die Nase. Sie können in der Natur sein und sich mit ihr verbinden – dann atmen Sie tiefer, und alle Sinne öffnen sich. Sie werden plötzlich merken, dass auch ein nasskalter Wintertag seine Reize haben kann, Sie entdecken Kleinigkeiten an den Bäumen im Park, die Ihnen sonst nicht aufgefallen wären – einen speziellen Wuchs, ein schönes Blatt. Sie merken, dass der

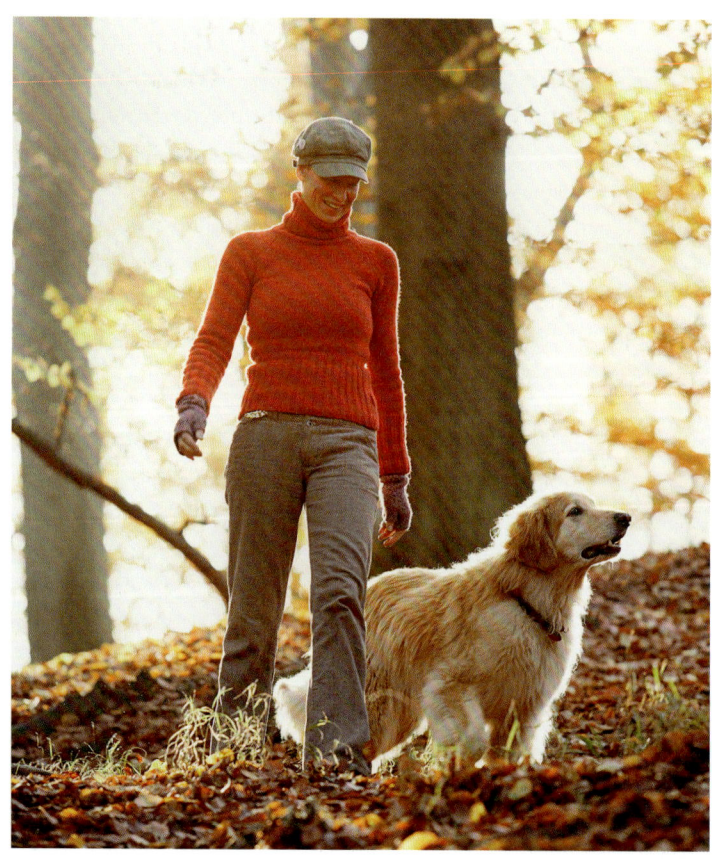

Schaffen Sie sich einen Hund an! Dann müssen Sie zweimal täglich zum Gassigehen an die frische Luft! Zusätzlicher Vorteil: In der Hundeschule und beim Spazierengehen knüpfen Sie neue Kontakte. Einsamkeitsgefühle können da gar nicht erst aufkommen.

Himmel jeden Tag eine andere Farbe hat und die Luft anders riecht. Sie erleben, wie die Vögel im Frühjahr wieder anfangen zu singen, wie im Sommer die Grillen zirpen und wie im Herbst das Laub unter Ihren Füßen raschelt.

Ein solcher Spaziergang – schon eine halbe Stunde täglich genügt – eröffnet ein ganzes Spektrum an Sinneseindrücken, die Sie verinnerlichen und in Ihrem Herzen bewegen können. So stärken Sie es nicht nur durch die Bewegung selbst, sondern auch auf der seelischen Ebene.

Sich bewegen heißt, Neues wahrzunehmen. Oft kommen die besten Ideen beim Gehen, in der Bewegung. Die großen Philosophen haben früher immer im Gehen miteinander disputiert, weil dann auch die Gedanken besser in Fluss kommen, besser bewegt werden können. Denn äußere Bewegung steht in einem unmittelbaren Resonanzverhältnis zur inneren Bewegung. Das ist einer der Gründe für die Anziehungskraft der großen Pilgerwanderungen – das Gehen bringt auch im Inneren etwas in Bewegung.

Vielleicht hilft es Ihnen, die tägliche Bewegungseinheit besser einzuhalten, wenn Sie sich mit Freunden oder Bekannten verabreden. In Gesellschaft fällt es oft leichter, den inneren Schweinehund zu überwinden und wirklich rauszugehen, ganz egal, wie das Wetter ist. Auch viele Sportvereine bieten Nordic-Walking-Gruppen oder Wanderungen an.

Kraftquell für schwache Herzen

Lange Zeit dachte man, bei einer Herzschwäche müsse man konsequent das Bett hüten. Heute steht fest: Genau das ist Gift fürs Herz, denn es wird dadurch nur immer noch schwächer. Bewegung ist dagegen ein Kraftquell fürs Herz – auch wenn es schon angeschlagen ist. Das hängt vor allem mit dem Ergozeptor-Reflex zusammen (siehe Seite 50).

Je mehr Sie sich wieder an die Bewegung gewöhnen, desto frischer und lebendiger fühlen Sie sich – trotz Herzschwäche. Gehen Sie anfangs nur ein paar Schritte über den Flur, dann bis zur Straße, später schaffen Sie es einmal um den Block oder noch weiter. Tasten Sie sich dabei an Ihre Grenzen heran – vorsichtig, aber auch

TIPP: Sprechen Sie Ihren Arzt an!
Viele Herzschwäche-Patienten werden nicht konsequent genug zu einem Bewegungstraining animiert. Nur jeder Fünfte wird an eine Reha-Einrichtung verwiesen, wo Übungen unter ärztlicher Aufsicht trainiert werden können. Sprechen Sie Ihren Arzt darauf an!

TIPP: In der Gruppe geht es leichter

Es gibt rund 6000 ambulante Herzsportgruppen in Deutschland – eine davon sicher auch in Ihrer Nähe. Dort absolvieren Sie einmal in der Woche gemeinsam mit anderen Betroffenen und unter Aufsicht eines Arztes ein leichtes Sportprogramm, bei dem auch Spiel und Spaß nicht zu kurz kommen. Erkundigen Sie sich bei Ihrem Arzt danach.

mutig. Geben Sie nicht zu schnell auf, nur weil Sie etwas kurzatmig werden. Vertrauen Sie darauf, dass Trainingseffekte möglich sind. Sie werden entdecken, dass die Langsamkeit zum Kraftspender wird, wenn Sie sie rhythmisch einsetzen. Etablieren Sie diese Bewegungseinheit deshalb fest in Ihren Tagesablauf.

Pflegen und stimulieren

Um die Kraftlosigkeit bei Herzschwäche zu mindern, sind Einreibungen mit einem Muskelnähröl (siehe nebenstehenden GU-Erfolgstipp) hilfreich. Sie regen den Stoffwechsel in der Muskulatur und im Bauchraum an und damit Kreislauf und Blutfluss. Auch Wärme ist dafür besonders wichtig. Jeder Sportler wärmt seine Muskeln erst einmal auf, bevor er sein Training beginnt. Den Bewegungsorganismus zu stärken bedeutet deshalb immer auch, den Wärmeorganismus zu aktivieren. Dafür gibt es verschiedene Möglichkeiten:

> Reiben Sie Ihre Beine mit dem Muskelnähröl ein, bevor Sie sich bewegen. Es trägt mit dazu bei, dass die Anstrengung Herz und Atmung nicht so schnell belastet, Atemnot und Herzrasen treten später und nicht so ausgeprägt auf.

> Wärmend und den Stoffwechsel aktivierend wirkt auch eine Salbe aus Kupfer, Quarz und Rosmarin (*Cuprum/Quarz comp.* von Wala). Damit können Sie die Unterschenkel einreiben, am besten morgens, um gut in den Tag zu kommen.

> Wenn Sie die Tätigkeit Ihrer Bauchorgane (Magen, Darm, Leber, Milz, Bauchspeicheldrüse) und damit den Stoffwechsel anregen, unterstützen Sie auch die Herztätigkeit. Reiben Sie dafür den Bauch im Uhrzeigersinn mit einer erbsengroßen Menge *Oxalis-Salbe 10 %* (von Weleda) ein.

Wichtig bei koronarer Herzkrankheit

Bei verengten Herzkranzgefäßen sind alle Ausdauersportarten ratsam: Nordic Walking, Wandern, Joggen, Skilanglauf, Schwimmen, Fahrradfahren. Spüren Sie dabei gut ab, wo Ihre Grenze ist, wie weit Sie sich belasten können und wollen – wenn Sie unsicher sind, fragen Sie vorher Ihren Arzt.

Wichtig ist, dass Sie sich immer nur so stark belasten, dass keine Angina-pectoris-Beschwerden auftreten. Gehen Sie nicht über diese Grenze! Sie werden feststellen, dass Sie nach einiger Zeit immer kräftiger werden und die Belastung erhöhen können.

Setzen Sie sich nicht unter Leistungsdruck. Sie sollten gern trainieren und keine Höchstleistungen vollbringen. Sie können die Bewegungseinheit gut in Ihren Alltag integrieren, indem Sie ein Stück Ihres Weges zur Arbeit, zum Einkaufen oder zu Freunden zu Fuß oder mit dem Fahrrad zurücklegen. Durchforsten Sie mal genau Ihren Tages- und Wochenplan – Sie werden viele Gelegenheiten finden, wo Sie das Auto in der Garage lassen können.

Herzmetalle Gold und Kupfer

Gold steckt in so manchem anthroposophischen Medikament, das bei Herzkrankheiten eingesetzt wird, zum Beispiel *Aurum metallicum praeparatum, Aurum/Cardiodoron comp., Aurum/Belladonna comp.* (alle von Weleda). Wieso ist Gold für das Herz so heilsam? Ganz einfach: weil es dem Herzen in seinen Eigenschaften ähnlich ist. So wie das Herz rhythmisch den Ausgleich zwischen der größten Konzentration des Blutes in der Herzkammer und seiner größten Ausdehnung in den Kapillaren schafft, so hat auch das Gold zwei Polaritäten: Es lässt sich hauchfein zu einem Blättchen auswalzen, das dünner ist als ein zehntausendstel Millimeter (Blattgold); und gleichzeitig ist Gold fast doppelt so schwer wie Blei und eines der Metalle mit der größten Dichte.

Kupfer ist dagegen der Alleskönner in Sachen Wärme. Eine Einreibung mit Kupfersalbe (*Kupfersalbe rot*, von Wala, oder *Cuprum metallicum praeparatum, 0,4 %* ölige Einreibung oder Salbe, von Weleda) vermittelt dem Körper eine angenehme Wärmeschutzhülle, nicht nur im Augenblick des Einreibens, sondern auch noch lange danach.

GU-ERFOLGSTIPP

MUSKELNÄHRÖL STÄRKT VON AUSSEN

Wenn die Muskulatur durch die Herzschwäche schon ganz ausgezehrt ist, bekommt sie durch ein spezielles Öl neue Nahrung (*Primula Muskelnähröl* von Wala). Reiben Sie morgens und abends diejenigen Muskelpartien damit ein, die am wenigsten Kraft haben. Versuchen Sie dann, sich nach dem Einreiben jedes Mal ein wenig zu bewegen, um die Wirkung zu unterstützen.

Das Modell Herzschule

Seit November 1998 gibt es in Berlin eine Institution, die Herzpatienten dabei unterstützt, ihre Lebensstiländerungen umzusetzen: die Herzschule am Gemeinschaftskrankenhaus Havelhöhe. Denn viele Herzkranke schlittern nach Krankenhaus und Reha innerhalb weniger Monate wieder in die alten Verhaltensweisen zurück. Es ist eben schwierig, jahrelange eingefahrene Gewohnheiten zu verändern. Genau hier setzt die Herzschule an: Die regelmäßigen Treffen helfen den Herzpatienten, die eingeleiteten Veränderungen auch beizubehalten.

Jeden Montag beschäftigen sich rund 50 Herzschüler im Alter von 40 bis 85 Jahren zwischen 17 und 21 Uhr mit ihrem Herzen. Der »Unterricht« besteht aus drei großen Bereichen: Bewegung, Kochen und Essen sowie Gespräche. Hinzu kommen Angebote für Biografiearbeit, Sprachgestaltung, Kunsttherapie und andere Therapieformen. In Gruppen- und Einzelgesprächen kann jeder loswerden, was ihm auf dem Herzen liegt. Alle erleben in der Gemeinschaft, dass sie mit ihren Problemen nicht alleine sind. Und sie bekommen zahllose Anregungen für das eigene Leben. Eine Herzschul-»Klasse« bleibt für mindestens ein Jahr zusammen – manche halten dem Unterricht auch darüber hinaus noch die Treue. Die Erstklässler sind noch für sich, ältere Jahrgänge werden zusammengefasst – je nachdem, wie viele Interessenten es gibt. Die Kosten werden zurzeit noch nicht von den Krankenkassen übernommen, es laufen aber Verhandlungen, ob bestimmte Kassen die Herzschule als Modellprojekt unterstützen und wissenschaftlich begleiten. Mittlerweile hat sich das Modell der Havelhöher Herzschule auch in anderen Städten etabliert. So gibt es zurzeit in Hamburg und München entsprechende Initiativen, weitere sind in Planung (zum Beispiel in Herdecke). Nähere Informationen unter: www.herzschule.de

Gesprächsrunden sind ein wichtiger Bestandteil der Herzschule, hier auf Schloss Reichenow, wo zu Beginn eines jeden Herzschuljahrs ein einwöchiges Intensiv-Seminar stattfindet.

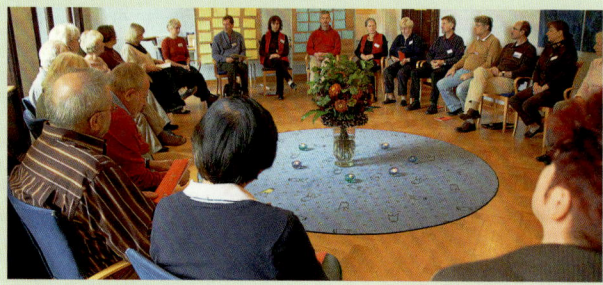

Herzgesunde Wärme

Vitalität hat unmittelbar mit Wärme zu tun. Wenn Sie kalt sind und frieren, können Sie keine Lebendigkeit ausstrahlen. Wer ständig friert, kann sich nicht gut spüren. Und er kann auch nicht Gedanken und Gefühle hegen. Ein gesundes Körpergefühl entsteht nur in der Wärme.

Wärme ist nicht gleichbedeutend mit Temperatur. Temperatur ist nur eine physikalische Größe. Wärme dagegen ist ein Zustand innerer Regsamkeit, in dem alles, was im Organismus sonst auseinanderfallen würde, integriert werden kann – Wärme ermöglicht Ganzheit. Dafür muss sie sich aber auf den ganzen Leib erstrecken und immer wieder erzeugt werden.

Wärme ist krampflösend, sie schließt die Empfindsamkeit auf und erzeugt die Möglichkeit zur Verinnerlichung – genau das leistet auch das Herz. Produziert wird die Wärme jedoch in der Peripherie und im Stoffwechsel – durch Bewegung und indem wir offen für Reize von außen sind, die unsere innere Regsamkeit und Wärme aktivieren. Es reicht nicht, dass Sie die Heizung aufdrehen oder ein heißes Bad nehmen! Wenn Sie Ihren körpereigenen Wärmeorganismus nicht in Schwung bringen, können Sie noch so viel Wärme von außen zuführen – Sie werden innerlich trotzdem frösteln oder frieren.

Warm bedeutet gut durchblutet

Wärmeverhältnisse sind immer Kreislaufverhältnisse – wenn Sie kalte Hände und Füße haben, bedeutet das, dass beide nicht gut durchblutet sind. Deshalb ist Wärmeregulation immer verbunden mit Kreislaufregulation – mit dem Herzen im Zentrum.

Manche Menschen sind regelrechte »Backöfen«, sie sind immer warm. Andere – und das kommt viel häufiger vor – sind von der Taille abwärts und vor allem rund um die Nierenregion bis hinunter zum Gesäß immer sehr kühl. Viele Menschen spüren oft gar nicht mehr, wie ausgekühlt sie sind. Erst wenn warme Hände sie berühren oder massieren, wird ihnen der Unterschied bewusst.

Viele Krankheiten hängen damit zusammen, dass der Körper zu stark auskühlt. Dann wird der Organismus anfälliger für Viren

BERÜHRUNG WÄRMT

Sie kennen das sicher aus eigener Erfahrung: Wenn warme Hände Sie massieren, wird Ihnen rasch warm – wie ausgekühlt Sie vorher auch waren. Weil Berührung auf zweierlei Weise wärmt: Körper und Seele.

WÄRMENDES KUPFER

Ein wunderbarer Wärmeschutz ist *Kupfersalbe rot* (von Wala). Am besten tragen Sie die Salbe vor dem Schlafengehen auf, und zwar auf alle Kältezonen des Körpers, zum Beispiel die Nierenregion, die Füße oder die Unterschenkel. Bei regelmäßiger Anwendung werden Sie rasch spüren, dass diese Zonen auch tagsüber viel besser durchwärmt sind und nicht mehr so leicht auskühlen.

und Bakterien. Dagegen wehrt er sich, indem er Wärme erzeugt – Fieber. Umgekehrt wird ein gut durchwärmter Organismus erheblich seltener krank.

Wir fühlen uns immer dann ganz mit unserem Leib identisch und von ihm getragen, wenn dieser gut durchwärmt ist. Dann kann er die nötige Vitalkraft zur Verfügung stellen, damit wir uns behaglich fühlen, unsere Lebensideen verwirklichen und Tatkraft entfalten können. Wärme ist unabdingbar, wenn Sie Ihr Herz stärken wollen.

Wärme bedeutet Sympathie

Untersuchungen zeigen, dass wir die Heizung weniger stark aufdrehen müssen, wenn wir mit Menschen zusammenarbeiten, die uns sympathisch sind. Umgekehrt frieren wir schneller, wenn wir mit Menschen zusammen sind, die wir von Herzen unsympathisch finden. Die innere Wärme prägt die Körperwärme.

Wärme durchdringt alle Schichten: Leiblich regt sie den Stoffwechsel an, seelisch erleben wir Sympathie und werden berührbar, geistig bedeutet Wärme Regsamkeit und Präsenz. Wärme ist der große Integrator. Sie bedeutet Interesse, Belebtsein, Wohlbefinden. Warmherzig können Sie nur jemandem begegnen, der Ihre ganze Sympathie hat.

Viele seelische Phänomene haben einen direkten Bezug zur Wärme: Wenn wir uns fürchten oder erschrecken, werden wir blass und kalt. Die Wärme zieht sich zurück. Bei einer Bluthochdruckkrise wird der Kopf knallrot, Hände und Füße sind dagegen eiskalt. Das ändert sich sofort, wenn es gelingt, die Körperperipherie wieder zu durchwärmen – dann sinkt auch der Blutdruck rasch und zuverlässig.

Ruhe und Wärme sind die Voraussetzung dafür, dass Sie herausfinden können, was Sie vitalisiert, was Ihre Spannkraft erhöht, was Ihnen guttut, aber auch, was Ihnen fehlt.

Wärme bedeutet Entspannung

Auf Seite 11 haben Sie schon erfahren, dass es für das Herz besonders wichtig ist, dass sich seine Kammern ausreichend dehnen können. Entspannungsübungen können diesen Vorgang unterstützen und vor den schädlichen Auswirkungen von Stress (siehe Seite 31) schützen. Auch dafür ist Wärme entscheidend – wenn Sie frieren, können Sie sich nicht entspannen!

Suchen Sie sich die Übungen aus, die für Ihre persönliche Lebenssituation und Ihren Alltag am besten passen. Es gibt viele verschiedene Methoden: Progressive Muskelentspannung nach Jacobson, Yoga, Achtsamkeitsmeditation, Eurythmie, Tai Chi, Qi Gong, Autogenes Training oder Focusing. Nutzen Sie dazu auch das Angebot der örtlichen Volkshochschulen und Krankenkassen sowie Ratgeber und CDs (siehe Seite 123).

Pflegen Sie Ihren Wärmeorganismus

Der Mensch ist das einzige Lebewesen, das in allen Klimazonen der Erde zurechtkommt, weil er über eine biologische und eine kulturelle Wärmeorganisation verfügt. Wir können unsere Körperwärme halten, und wir sorgen über Hausbau, Kleidung und Schuhwerk dafür, dass wir selbst bei extremer Kälte überleben. Manchmal ist es jedoch notwendig, den Wärmeorganismus mit kraftvollen Reizen in Schwung zu bringen. Dafür eignen sich vor allem die altbewährten Kneipp'schen Maßnahmen:

> Machen Sie jeden Morgen eine Bürstenmassage: Rubbeln Sie sich nach dem Duschen kräftig am ganzen Körper ab, entweder mit einer Bürste, einem rauen Handschuh oder einem groben Frotteetuch. Sie werden sehen, wie rosig die Haut danach ist – ein Zeichen für eine gute Durchblutung.

> Warm-kalte Wechselduschen am Morgen machen wach und fördern die Durchblutung. Wichtig: Immer mit warm beginnen und kalt aufhören!

> Wassertreten können Sie auch zu Hause: Kaltes Wasser in die Badewanne laufen lassen, sodass die Waden zu drei Vierteln im Wasser stehen. Achtung: Die Füße müssen vorher warm sein. Jetzt wie der Storch im Salat durch die Wanne staksen, dabei die

TIPP: Einmal täglich schwitzen

Wenn es Ihr Herz verträgt, sollten Sie einmal am Tag ordentlich ins Schwitzen kommen – dann werden Sie ordentlich gut durchwärmt, die Durchblutung wird angekurbelt, und auch der gesamte Stoffwechsel kommt auf Touren.

Füße immer ganz aus dem Wasser heben. Sobald sich ein Kältegefühl im Unterschenkel breitmacht – raus aus der Wanne und auf der Badezimmervorlage weiter »laufen«, bis die Füße wieder warm sind. Das Ganze können Sie drei- bis viermal wiederholen.

> Wenn Sie übergewichtig sind und Ihren Körper nicht gut fühlen, bringt eine Einreibung mit grobem Meersalz das Körpergefühl zurück. Setzen Sie dem Salz etwas Rosmarin-Bademilch oder -Öl zu, das erfrischt. Anschließend abduschen.

> Öldispersionsbäder regen den Wärmeorganismus sanft und nachhaltig an. Dafür brauchen Sie eine spezielle Glasarmatur (Bezugsquelle siehe Seite 124), mit der das Öl im Wasser feinst zerstäubt wird (bei normalen Ölbädern schwimmt das Öl immer oben und verteilt sich nicht). Dafür wird reines Olivenöl verwendet, gegebenenfalls mit Zusätzen (bei Herzbeschwerden zum Beispiel mit Rosenblüten- und Lavendelöl und Blattgold oder Kupfer mit Lavendel). Nach dem Bad trocknen Sie sich nicht ab, sondern hüllen sich in ein großes Laken und eine warme Wolldecke. Eine halbe bis eine Stunde so ruhen – anschließend sind Sie wohlig durchwärmt.

> Wenn Sie vor allem abends zu kalten Füßen neigen: Lassen Sie sich von Ihrem Partner/Ihrer Partnerin eine Fußmassage machen, am besten mit einem entspannenden Öl, zum Beispiel aus Moorextrakt und Lavendel (*Solum-Öl*, von Wala).

Warme Füße, warmes Herz

Wenn Sie chronisch überlastet und übermüdet sind, haben Sie oft kalte Füße. Auch wenn Sie Angst haben, bleiben die Füße meistens kalt – nicht ohne Grund heißt es, wenn jemand aus Angst einen Rückzieher macht: »Er hat kalte Füße bekommen.« Oft ist uns gar nicht bewusst, dass die Füße frieren – wir beachten sie treu und zuverlässig sowieso viel zu wenig. Dabei tragen sie uns durchs ganze Leben!

Indem Sie Ihre Füße wärmen, regen Sie den Wärmeorganismus im ganzen Körper an:

> Mit einem aufsteigenden Fußbad wird Ihnen sofort warm: Die Füße bis zu den Knöcheln in eine Wanne mit lauwarmem Was-

ser stellen und langsam heißes Wasser dazugeben, bis Sie es nicht mehr aushalten. Die Füße danach gut abrubbeln und sofort Wollsocken anziehen.

> Wenn Sie tagsüber zu viel gesessen haben und dabei kalte Füße und Beine bekommen haben, hilft ein Senfmehl-Fußbad: Zwei Esslöffel Senfmehl (Apotheke) in einem hohen Eimer mit warmem Wasser übergießen. Die Temperatur sollte so sein, dass Sie sie gut aushalten können (also nicht zu heiß, aber auch nicht lauwarm). Die Füße bis zu den Waden in das Senfmehl-Bad stellen und so lange darin belassen, bis Sie auf der Haut ein leichtes Brennen spüren. Es zeigt an, dass das Senfmehl die Haut gereizt und sich dadurch die Durchblutung verbessert hat. Meistens sind die Beine bis zur Wassergrenze krebsrot, wenn Sie sie aus dem Eimer wieder herausheben. Füße abtrocknen und sofort Wollsocken anziehen. Am besten gehen Sie danach gleich ins Bett.

Warme Füße sind auch wichtig für ein gesundes Herz! Ziehen Sie deshalb abends und an kalten Tagen Wollsocken an.

Wärmen Sie Ihre Kältezonen

Bei den meisten Menschen gibt es warme und kühle Körperzonen, die sich überlagern – mal so, mal so. Aber nur wenn der ganze Leib gut durchwärmt ist, können Sie sich wirklich wohlfühlen. Wärmen Sie deshalb gezielt Ihre Kältezonen: Im Winter ist es zum Beispiel sehr angenehm, Unterhemden aus Angora oder einem Wolle-Seide-Gemisch mit kurzen Ärmeln zu tragen, die die gesamte Schulterregion schön warm halten (Bezugsquellen finden Sie im Internet unter dem Stichwort »Unterwäsche aus Wolle-Seide-Gemisch«).

Und scheuen Sie sich auch nicht, an kalten Tagen lange Unterhosen oder Wollstrumpfhosen anzuziehen – Sie machen ja keinen Schönheitswettbewerb, sondern sollen einfach nicht frieren!

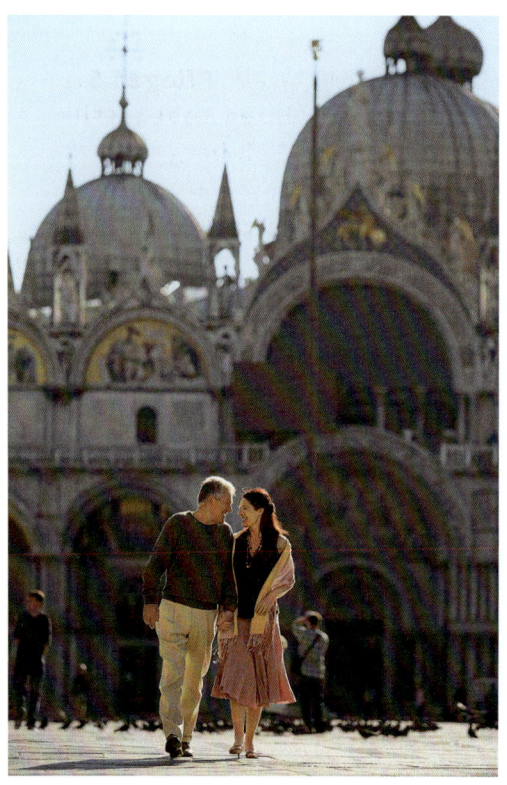

Bildungs- und Erholungsreisen sind im Frühjahr und Herbst besonders schön, weil die meisten Städte nicht so überlaufen sind wie in den Sommermonaten.

Herzgesunde Rhythmen

Für das Herz mit seinen ausgleichenden Eigenschaften ist eine Lebensweise, die sich im Alltag und bei Unternehmungen an Rhythmen orientiert, eine große Unterstützung. Dabei geht es vor allem um den Wechsel und die Harmonisierung zwischen Polaritäten – so wie das Herz selbst immer zwischen Gegensätzen ausgleicht (siehe Seite 10).

Sie können Ihr Leben zum Beispiel an den Jahreszeiten orientieren: Frühjahr und Herbst sind die dynamischen Monate, Sommer und Winter die eher statischen. So können Sie Ihre Aktivitäten – verreisen, Sprachkurse besuchen, Neues entdecken – in diese dynamische Zeit legen. In den Winter- und Sommermonaten pflegen Sie dagegen eher der Ruhe und bleiben vorwiegend zu Hause. Das ist nur eine Möglichkeit – Sie werden sicher einen Rhythmus finden, der gut zu Ihrer individuellen Lebensgestaltung passt.

Rhythmus gibt Kraft

Sie kennen das vielleicht bereits aus Ihrem Bewegungstraining: Wenn Sie täglich spazieren gehen, Fahrrad fahren oder joggen, schaffen Sie mit der Zeit immer größere Strecken, ohne erschöpft zu sein. Auf diese Weise können auch sportlich gänzlich untrainierte Menschen mit der Zeit richtig Kondition aufbauen. Es ist die Regelmäßigkeit, der Rhythmus, der das ermöglicht – er stärkt und gibt Kraft. Deshalb ist eine rhythmische Lebensweise gerade bei einem angegriffenen und schwachen Herzen so wichtig. Sie können ihm damit enorm viel Arbeit abnehmen.

Dabei geht es aber nicht immer nur um zeitliche Rhythmen, sondern auch darum, verschiedene Polaritäten auszuloten und zu verbinden. Manches kann man abwechselnd tun, anderes lässt sich kombinieren.

Ins Schwingen kommen

Die rhythmische Herztätigkeit können Sie vor allem dadurch stärken, dass Sie verschiedene Dinge miteinander vereinen. Dafür gibt es verschiedene Möglichkeiten: Wenn Sie sich im Freien bewegen, können Sie gleichzeitig mit allen Sinnen die Natur wahrnehmen, anstatt sich Kopfhörer ins Ohr zu stöpseln. Sie können das Mittagessen mit einem anregenden Gespräch verbinden, anstatt die Speisen alleine und unter Zeitdruck in sich reinzuschaufeln. Wenn Sie merken, dass Sie während der Arbeit müde werden: Gehen Sie drei Minuten an die frische Luft und bewegen Sie sich. Danach geht Ihnen alles besser von der Hand.

Es gibt zahllose Möglichkeiten, wo sich rhythmisches Tun in den Alltag einbauen lässt – Sie müssen sich dessen nur bewusst sein und Ihren Tagesablauf daraufhin genau durchgehen. Rhythmus bedeutet in diesem Sinne, dem Pendel nach beiden Seiten hin zu folgen und wieder zurückzukehren in die Mitte. Das Herz wird dabei entlastet, weil es selbst ständig diese ausgleichende Funktion erfüllt. Wenn Sie in ähnlicher Weise ebenfalls mitschwingen, fällt es ihm leichter.

»Das schaffe ich nicht …«

Es ist nie ganz einfach, Gewohnheiten abzuschütteln – vor allem die schlechten. Wenn Sie sich eine Lebensstiländerung vorgenommen haben, aber Schiffbruch erleiden, dann gibt es einen einfachen Trick, damit Sie doch noch zum Ziel kommen: Setzen Sie am Gegenpol an. Ein Beispiel: Sie kommen nicht zur Ruhe und können nicht einschlafen, obwohl Sie extra früh ins Bett gegangen sind. Dann sollten Sie sich fragen: Wie bin ich tagsüber besser wach und aktiv? War ich heute an der frischen Luft? Habe ich mich genügend bewegt, meine Sinne genutzt? Wenn Sie den Tag aktiv gestalten, sind Sie abends auch müde.

Oder umgekehrt: Sie fühlen sich tagsüber total schlapp und hängen die ganze Zeit herum wie ein Schluck Wasser in der Kurve. Sie fühlen sich müde, ausgelaugt, kraft- und antriebslos. Dann sollten Sie sich fragen: »Habe ich mir ausreichend Ruhe gegönnt? Bin ich womöglich zu spät ins Bett gegangen?«

TIPP: Pflegen Sie Ihren Lebensstil-Weinberg

Denken Sie bei Ihren Lebensgewohnheiten an einen Weinberg: Damit die Reben im Herbst voller saftiger Trauben hängen, müssen sie im Frühjahr gut beschnitten, gedüngt und von Unkraut befreit werden. Genauso können Sie sich fragen: Was kann ich abwerfen und zurücklassen, damit Platz ist für Neues?

Und noch eine Hilfe: Legen Sie von vornherein einen Wochentag fest, an dem Sie etwas Bestimmtes umsetzen wollen. Wenn Sie zum Beispiel einführen wollen, dass Sie künftig einen Tag in der Woche in die Sauna oder zum Sport gehen, tun Sie das vielleicht immer an einem bestimmten Wochentag, zum Beispiel montags. Dann ist der Montag blockiert, und Sie legen konsequent nichts anderes auf diesen Termin.

Mindestens ebenso wichtig: Setzen Sie sich Ziele. Wenn Sie sich nicht sicher sind, ob Ihnen ein Sprach-, Gymnastik- oder Tanzkurs zusagt, nehmen Sie sich dafür nur einen bestimmten Zeitraum vor – vier Wochen, zwei oder drei Monate. Entweder Sie finden in dieser Zeit Geschmack daran – oder eben nicht. Dann steigen Sie wieder aus. Für einen guten Neuanfang müssen Sie auch gut aufhören können.

GU ERFOLGSTIPP

SONNTAGS NIE

Es gibt einen ebenso einfachen wie höchst wirksamen Trick, wie Sie auch bei vollem Terminkalender in einen guten Rhythmus finden: Der Sonntag ist für jede berufliche Arbeit tabu. An diesem einen Tag in der Woche tun Sie konsequent nichts. Oder nur etwas Schönes, das einen Ausgleich darstellt zu Ihrer Berufstätigkeit: eine Ausstellung anschauen, ins Kino oder in die Sauna gehen, Freunde besuchen, lesen, im Garten arbeiten. Schon nach ein bis zwei Monaten werden Sie merken, um wie viel leistungsfähiger und ausgeglichener Sie sich dann an den restlichen Tagen der Woche fühlen.

Besser Gärtner als Ingenieur

Entwickeln Sie ein Gefühl für Ihren Lebensrhythmus – wie ein Gärtner für die verschiedenen Aufgaben, die ihn im Jahreslauf erwarten: Im März müssen Sie die Beete vorbereiten und das Unkraut jäten, im Mai die Schnecken aus dem Salat holen und im Sommer die welken Rosenblüten abschneiden. Sie werden zwischendurch immer mal wieder Vertrocknetes abzupfen und neue Blumenzwiebeln pflanzen müssen, damit Ihr Lebensgarten stets in schöner Blüte steht.

Viele Herzpatienten haben eher ein Ingenieursbewusstsein im Sinne von: Welchen Schalter muss ich umlegen? Das funktioniert bei Lebensstiländerungen aber nicht. Entwickeln Sie besser ein Gefühl für das Wachstum – es geht langsam, aber stetig. Sie brauchen dafür einen langen Atem und eine sanfte Hand. Seien Sie nicht zu fordernd mit sich selbst – und vergessen Sie jeglichen Perfektionismus.

Herzgesunde Ernährung

Wenn es um herzgesunde Kost geht, denken viele nur: keine Butter, kein Schweinebraten, keine Sahnetorte. Irrtum – darauf kommt es gar nicht so sehr an. Entscheidend sind vielmehr die Art des Fetts und vor allem die Qualität der Lebensmittel. Nicht ohne Grund heißt es: »Essen und Trinken hält Leib und Seele zusammen.« Oder: »Du bist, was du isst.« Denn aus der Nahrung gewinnt der Organismus seine Energie und alle Nährstoffe, die die Zellen brauchen, um lebendig zu bleiben. Der Begriff »Lebensmittel« ist deshalb durchaus wörtlich zu verstehen.

Aber wir müssen heute genau hinschauen, ob das, was wir als Nahrungsmittel zu uns nehmen, auch wirklich dem Anspruch gerecht wird, uns angemessen zu nähren und lebendig zu erhalten.

Ein Fertiggericht mit Gemüse, das mithilfe von Kunstdünger und Pflanzenschutzmitteln gezogen wurde, das mit Säureregulatoren, Stabilisatoren, Geschmacksverstärkern und Konservierungsmitteln versetzt und noch dazu ultrahocherhitzt oder gefriergetrocknet wurde, um seine Haltbarkeit zu verlängern, eine solche Mahlzeit kann unmöglich noch viele Vitalstoffe enthalten. Das gilt ebenso für Fleisch von Tieren aus Käfig- oder Massentierhaltung, wo das Vieh mit Antibiotika und Wachstumsbeschleunigern zur Schlachtreife getrieben wird. Solche Lebensmittel sind keine Lebens-Vermittler mehr. Und das schmeckt man auch.

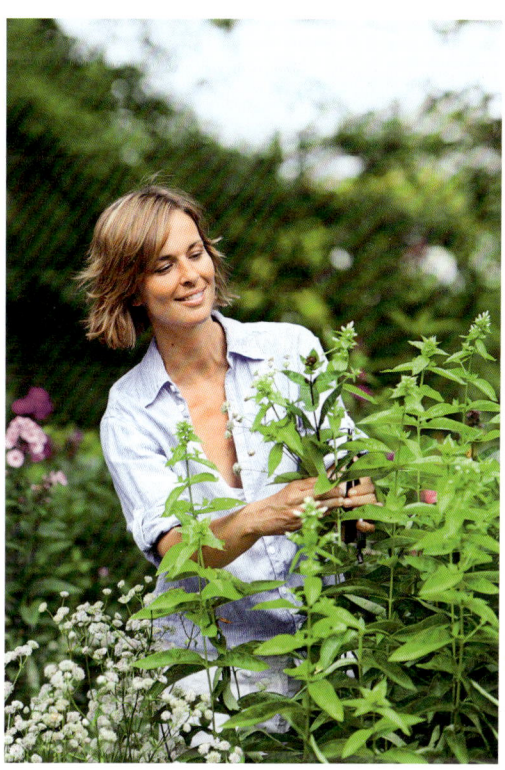

Legen Sie im Garten ein Kräuterbeet an, oder ziehen Sie die Kräuter im Blumentopf oder -kasten. Für den Winter können Sie sie einfrieren – so haben Sie immer aromatische Würze verfügbar.

Wie gut sind Sie genährt?

Die belebende Qualität einer Mahlzeit zeigt sich am Gefühl danach: Sind Sie so satt, dass Sie sich erst mal eine Zeitlang möglichst nicht bewegen wollen? Fühlen Sie sich schwer und müde? Oder eher durchwärmt, ernährt, bereit zu neuen Taten? Nahrung soll den Körper ja nicht belasten, sondern ihn dabei unterstützen, die nötige Leistungsfähig-keit zu erzeugen, Aufbauvorgänge zu ermögli-chen und den Leib als Instrument der Seele neu zu stimmen. Das geht nur, wenn die Kost die richtige Zusammensetzung hat, wenn sie leicht in Fleisch und Blut übergehen kann.

Eine gute Mahlzeit erkennen Sie daran, dass Sie sich gesättigt fühlen, aber nicht voll, und dass Sie etwa drei bis vier Stunden danach keinen Hunger haben. Sie werden feststellen: Mit aromareichen Bio-Produkten und einer ausgewogenen Kost mit viel Gemüse gelingt das ohne Weiteres. Nicht ohne Grund kochen viele Sterne-Köche heute mit Bio-Zutaten!

Industriell verarbeitete Lebensmittel dagegen haben oft fast keinen Nährwert mehr. Das gilt vor allem für Fast Food und Konserven sowie für sogenannte Convenience-Arti-kel. Dazu zählen »Ready-to-eat«-Produkte wie Sandwiches oder Gerichte, die nur noch erhitzt werden müssen (zum Beispiel Tiefkühl-Pizza, Fischstäbchen, Fertig-Pasta, Tütensuppen, Back-mischungen, Kartoffelknödel aus der Tüte, Asia-Fertiggerichte). Sie enthalten zahllose Zusatzstoffe, sind oft zucker-, salz- und fetthaltig und werden mit »Schutzgas« eingeschweißt. All das führt dazu, dass von den Vitalstoffen, die ein Fischfilet oder ein Blattspinat einmal enthielt, nicht mehr viel übrig ist – weshalb sie mit künstlichen Aromastoffen versehen werden müssen, da-mit sie überhaupt nach etwas schmecken.

Wenn Sie Ihre Hauptmahlzeiten aus solchen Produkten bestrei-ten, steigt Ihr Blutzuckerspiegel für kurze Zeit rasant an und Sie werden durchaus ein Sättigungsgefühl erleben, das aber nur maximal zwei Stunden vorhält. Danach überfällt Sie ein Heiß-hungergefühl, und Sie brauchen dringend irgendetwas Süßes, um die Unterzuckerung zu beheben. Auf diese Weise erhält der Kör-per überwiegend »leere« Kalorien, mit denen er nichts Besseres anzufangen weiß, als sie als Fett zu deponieren – so entsteht

Übergewicht. Auch fördern die hohen Blutzuckerschwankungen Diabetes – beides sind Risikofaktoren für Herzerkrankungen.

Fettverzicht ist out

Bei einer herzgesunden Ernährung müssen Sie auf Fett keineswegs verzichten – es sollte aber das richtige sein: Oliven- und Fischöl stehen hier an vorderster Stelle. Vor allem fetthaltige Seefische sind günstig, wie Lachs, Makrele, Hering, Heilbutt, Kabeljau, Sardinen – frisch oder geräuchert.

Die darin enthaltenen Omega-3-Fettsäuren senken die Blutfette und bremsen entzündliche Prozesse in den Wänden der Blutgefäße bei Arteriosklerose. Auch sind sie ähnlich wie das Cholesterin ein Nährstoff für Nervenzellen und machen die Zellwände durchlässiger und flexibler. Außer in Seefisch stecken sie auch in Algen, Leinsamen und Leinöl (enthält 52 Prozent Omega-3-Fettsäuren) sowie in Raps- und Walnussöl.

Aber auch Fleisch, Sahne, Butter und Milchprodukte enthalten Omega-3-Fettsäuren – vorausgesetzt, die Tiere wurden artgerecht gehalten. Denn frisches Gras ist reich an diesen Fetten, und wenn Rinder, Schafe und Geflügel in Frühjahr, Sommer und Herbst auf die Weide dürfen und nicht nur im Stall mit Mais, Soja und Weizen gemästet werden, enthält ihr Fleisch einen hohen Anteil an diesen gesunden Fettsäuren.

Oliven, Oliven, Oliven!

Nicht ohne Grund gilt die Olive als Baum des Lebens – manche der Mittelmeerpflanzen wurden schon vor über 4000 Jahren gepflanzt und liefern heute noch mehrere hundert Liter Öl jährlich. Sie wachsen auf kargen Standorten, sind aber intensiv Licht und Sonne ausgesetzt. Ihre Lebendigkeit zeigt sich vor allem in der Peripherie, in Blättern und Ästen, der Stamm ist innen oft komplett aus-

GU ERFOLGSTIPP

LEINÖL – DAS »OLIVENÖL DES NORDENS«

Schon ein Teelöffel Leinöl täglich genügt, um den Tagesbedarf an Omega-3-Fettsäuren zu decken. Leinöl wird aus den Samen der Lein- oder Flachspflanze gewonnen, vor allem in Norddeutschland und im Spreewald. Es schmeckt nach Nuss und Heu. Sie können es an den Salat geben oder über Pellkartoffeln träufeln, Kräuterquark damit verfeinern oder Saucen. Kaufen Sie nur kleine Mengen – Leinöl ist im Kühlschrank maximal drei Monate haltbar.

gehöhlt. Alle Sonnen- und Wärmekraft konzentriert sich in den ölhaltigen Früchten.

Ein nach alter Tradition in der Steinmühle kalt gepresstes Olivenöl ist viel gehaltvoller an Geschmack und Aroma als ein industriell hergestelltes oder ein Öl aus zweiter Pressung.

Wärmend und nährend

Olivenöl enthält vorwiegend einfach ungesättigte Fettsäuren. Das heißt: Es ist besonders lichtvoll und wärmereaktionsfähig. Wenn Sie gutes Olivenöl über Pasta, in eine warme Suppe oder auf frisch gegartes Gemüse träufeln, erleben Sie eine wahre Explosion von Aromen! Diese sind meist beileibe nicht lieblich – sondern vielmehr pfeffrig, scharf, herb, würzig, kraftvoll.

Olivenöl wirkt wärmend, kräftigend und nährend zugleich. Es schenkt Energie, ohne zu belasten. Diese Wärmequalität ist vor allem bei koronarer Herzkrankheit wichtig.

Ob eingelegt oder als Öl: Oliven sind herzgesund. Achten Sie beim Kauf des Öls auf die Bezeichnung »Olio extra vergine«. Dann ist es besonders hochwertig.

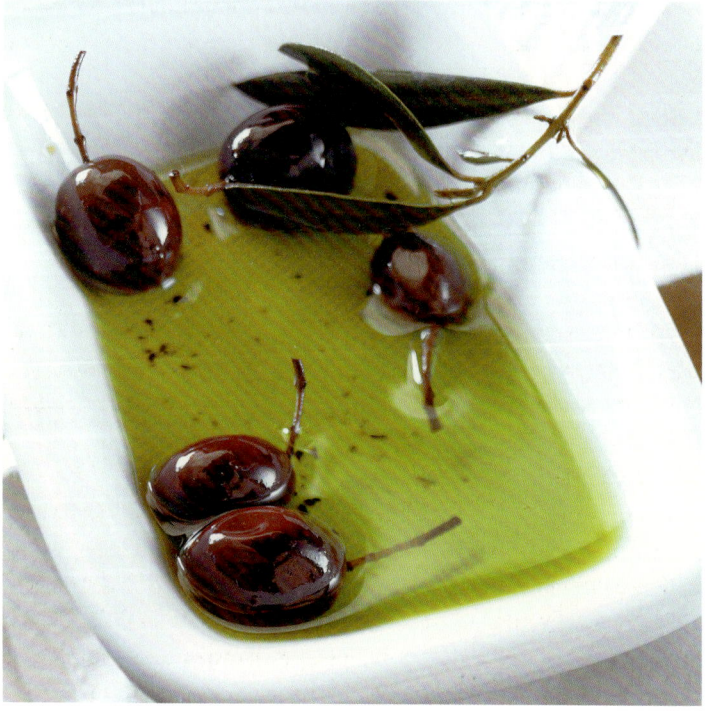

Schädliche Fette

Ihrer Herzgesundheit zuliebe sollten Sie auf industriell hergestellte gehärtete Pflanzenfette verzichten, dazu gehören Frittierfette wie Palm- und Kokosfett. Sie sind erheblich schädlicher als Butter und Sahne. Beim Härten dieser Fette erhöht sich ihr Schmelzpunkt, sodass von Natur aus flüssige Öle fest und streichfähig werden. Auch verlängert sich ihre Haltbarkeit. Beim Härten und ebenso bei starkem Erhitzen entstehen Transfettsäuren, die das ungünstige LDL-Cholesterin und die Triglyzeride erhöhen und auch die Entstehung von Depressionen fördern.

Deshalb sind Fertigprodukte, die unter starker Hitze hergestellt werden, so ungesund. Verzichten Sie also lieber auf solche Backwaren, Knusperflocken, Pommes frites, Mayonnaise, Remoulade, Instantsuppen, Chips, Knabbermischungen, Süßwaren, Knusperriegel und Snacks.

WUSSTEN SIE …,

… dass Transfettsäuren nicht nur schädlich für die Blutgefäße sind? Sie können auch Depressionen fördern. Das zeigte eine Studie mit 5000 Männern und 7000 Frauen (Durchschnittsalter: 37,5 Jahre) in Spanien. Bei denjenigen, die viele transfettsäurehaltige Produkte aßen, traten deutlich häufiger Depressionen auf. Demgegenüber schützten Öle und Fett mit ungesättigten Fettsäuren (zum Beispiel Olivenöl) nicht nur Herz und Kreislauf, sondern auch die Nerven.

Freitags Fisch und sonntags Braten

Es ist eine gute alte Tradition, freitags Fisch zu essen und sonntags Braten. Heute steht bei vielen Familien jeden Tag Fleisch auf dem Speisezettel, und genau das ist zu viel. Wenn Schnitzel, Kotelett, Gulasch, Bratwurst und Bouletten alltäglich werden, wenn morgens und abends noch Wurst dazukommt, dann essen Sie tatsächlich zu viel tierisches Fett. Das lässt sich leicht vermeiden:

> Setzen Sie jeden Freitag frischen Fisch mit viel Gemüse und/oder Salat auf Ihren Speiseplan.
> Essen Sie ein- bis zweimal in der Woche abends ein Stück geräucherten Fisch (vorzugsweise Seefische wie Makrele, Bückling, Lachs, Heilbutt).
> Herzgesunden Brotaufstrich können Sie leicht selbst machen, indem Sie Quark oder Frischkäse mit Kräutern und Gewürzen verfeinern und/oder Tomate, Gurke, Paprika oder eingelegte Kapern mit hineinschneiden.

> Reduzieren Sie den Verzehr von Frischwurstaufschnitt zum Frühstück oder Abendessen auf zwei bis drei Mal in der Woche.
> Kaufen Sie Wurst und Fleisch immer in Bio-Qualität. Die Mehrkosten für die qualitätsvolleren Lebensmittel werden ausgeglichen, weil Sie beides seltener essen.

»Five a day« – so leicht ist das zu schaffen

Fünfmal täglich Obst und Gemüse – das ist eine Faustregel für herzgesunde Ernährung. Damit sinkt das Risiko, an einer koronaren Herzkrankheit zu sterben, um 4 Prozent. Wer sogar acht Portionen Obst und Gemüse pro Tag schafft – und das ist gar nicht so schwer –, reduziert sein Sterberisiko sogar um 22 Prozent. Um auf ein solches Quantum zu kommen, brauchen Sie keineswegs ständig Rohkost zu essen:

> Garen Sie das Gemüse kurz im Dampf oder in wenig Gemüsebrühe, dann ist es leichter verdaulich.
> Obst können Sie auch als Kompott essen, in Naturjoghurt oder in einer Quarkspeise.
> Gemüse können Sie pürieren oder als Saft trinken.
> Für den kleinen Hunger zwischendurch können Sie Möhren, Sellerie, Blumenkohl, Kohlrabi, Rote Bete (oder ein anderes Gemüse Ihrer Wahl), eventuell kurz gegart, mit einem würzigen Quark-Dip verspeisen.
> Als Beilage zum Abendessen können Sie frische Radieschen, Rettich, Tomaten oder Gurke reichen.

Und denken Sie daran: Gerade bei Früchten und Gemüse ist Bio-Qualität wichtig!

Gehen Sie mit den Jahreszeiten!

Wenn Sie Obst und Gemüse den Jahreszeiten entsprechend einkaufen, sind die Produkte preiswerter, und Sie können auf einheimische Freilandprodukte zurückgreifen. Außerdem entspricht das, was jeweils saisonal geerntet wird, eher dem, was unser Organismus braucht. Im Sommer wollen wir leichter essen – im Winter darf es deftiger sein, da brauchen wir mehr Kalorien, mehr Wärme, mehr Nahrhaftes.

TIPP: Achten Sie auf Bitterstoffe

Bitterstoffe stärken die Lebenskräfte, regen die Verdauung an und die Leberfunktion. Sie stecken in Chicorée, Endiviensalat, Walnüssen, Artischocke, Olive, Schlehe (als Elixier oder Ursaft) und Eberesche (als Gelee). Essen Sie Äpfel immer mit Kerngehäuse – die Kerne enthalten ebenfalls Bitterstoffe.

Und nicht zuletzt schonen Sie die Umwelt, weil dieses Gemüse nicht über Hunderte oder Tausende von Kilometern mit Flugzeug oder Lastwagen angeliefert werden muss.

Vitaminpräparate sind unnötig und eher schädlich

Immer wieder heißt es, Vitamine – vor allem Beta-Carotin sowie die Vitamine C und E – könnten vor Herz-Kreislauf-Erkrankungen bewahren. Sie gelten als »Radikalenfänger«, die Zellen und Blutgefäße vor dem schädlichen Einfluss bestimmter aggressiver Stoffe (»freie Radikale«) schützen sollen. Freie Radikale spielen auch eine wichtige Rolle bei der Entstehung von Arteriosklerose, indem sie die Entzündungsreaktion in der innersten Schicht der Arterien, dem Endothel, fördern (siehe Seite 41).

Es ist aber nicht sinnvoll, deshalb Vitaminpräparate einzunehmen. So haben Studien gezeigt, dass sich bei koronarer Herzkrankheit das Sterberisiko durch hoch dosiertes Vitamin E nicht verringern lässt. Im Gegenteil: Die Gefahr für eine Herzschwäche nimmt sogar zu! Die fettlöslichen Vitamine A und E können überdies Leber und Nieren stark belasten. Wer zum Beispiel täglich viel Säfte trinkt, die mit hoch dosiertem Vitamin A und E angereichert sind, gerät leicht in eine kritische Zone, die einer Vergiftung nahekommt.

Auch Vitamin B6, B12 und Folsäure können vor einem Infarkt nicht bewahren, das Risiko für einen Infarkt oder Schlaganfall steigt sogar um 20 Prozent! Achten Sie lieber darauf, Obst und Gemüse frisch auf den Tisch zu bringen, dann bekommen Sie die Vitamine in der Form, in der sie der Körper am besten verarbeiten kann.

Richtig trinken

Ein schwaches Herz wird oft mit der Flüssigkeitsmenge, die der Körper aufnimmt, schlecht fertig. Dann lagert sich das Wasser im Gewebe ein (siehe Seite 49). Achten Sie deshalb auf Ihre Trinkmenge: Meist sind für einen Erwachsenen eineinhalb bis zwei Liter innerhalb von 24 Stunden vertretbar. Die Trinkmenge muss auch zu den Medikamenten passen, die Sie einnehmen – Ihr Or-

GU-ERFOLGSTIPP

ACHTEN SIE AUF IHREN »WASSER-STANDSMELDER«

Wenn sich wegen einer Herzschwäche bei Ihnen leicht Flüssigkeit einlagert, sollten Sie auf Ihren »Wasserstandsmelder« achten: Stellen Sie sich täglich morgens unbekleidet auf die Waage. Besprechen Sie mit Ihrem Arzt, ab welchem Gewicht Sie wachsam werden müssen. Ein Tee aus Spargelschalen, Schachtelhalm oder Bohnenschalen kann dann helfen, die Flüssigkeit auszuschwemmen.

**TIPP: Früchtchen
für's Herz**

Essen Sie gern Kirschen?
Gut! Denn die roten
Früchtchen enthalten
entzündungshemmende
Stoffe, die Herz und Blut-
gefäße schützen. Nutzen
Sie also die Kirschensaison
im Juni und Juli, um Ihrem
Herz etwas Gutes zu tun!

ganismus darf weder »trockenfallen« noch »überschwemmt« werden. Eine gute Orientierung bekommen Sie, wenn Sie sich täglich morgens wiegen.

Rechnen Sie auch Obst und Suppe in Ihre Flüssigkeitszufuhr mit ein. Obst ist meist stark wasserhaltig, sodass Sie das Gewicht der Früchte mit der Flüssigkeitsmenge in Millilitern gleichsetzen können – ein Apfel von 100 Gramm Gewicht hat eine Wassermenge von 90 bis 100 Millilitern.

Bedenken Sie, dass Sie an heißen Tagen oder wenn Sie Sport treiben mehr schwitzen und deshalb auch mehr Flüssigkeit brauchen. Da dürfen Sie ruhig einen halben Liter mehr als sonst trinken. Verteilen Sie die Trinkmenge über den ganzen Tag – wenn Sie viel auf einmal trinken, belasten Sie das Herz zu sehr.

Wenn Sie zu Wassereinlagerungen neigen, können Sie die Wirkung der Medikamente mit Naturheilmitteln unterstützen: Schachtelhalm-Tee oder -Pulver regt die Nierenfunktion an, auch Bohnenschalen-Tee fördert die Urinausscheidung. In der Spargelsaison können Sie aus den gewaschenen Schalen einen schmackhaften Sud bereiten und diesen trinken.

Es geht nicht nur ums Essen

In den Mittelmeerländern Spanien, Frankreich, Italien und Griechenland haben die Menschen die längste Lebenserwar-

GU-ERFOLGSTIPP   SAUER MACHT LUSTIG

Wenn das Herz zu schwach ist und sich im Körper viel Wasser einlagert, fühlen Sie sich oft schwer und unbeweglich. Dann wirken Zitrusfrüchte belebend und aktivierend. Bereichern Sie je nach Geschmack und Vorliebe Ihren täglichen Speiseplan mit Zitrone, Grapefruit, Orange, Mandarine, Limette oder Kumquats. Frisch oder als Saft, Kompott oder Nachspeise, oder auch als Zutat in Salaten, Saucen, Kuchen.

tung. So ergaben Mitte des vergangenen Jahrhunderts mehrere Studien, dass die Bewohner von Kreta kaum Arteriosklerose haben und sehr viel seltener einen Herzinfarkt erleiden. Die Sterblichkeit an konorarer Herzkrankheit war in den USA nahezu 40-mal höher als auf der Mittelmeerinsel – und das, obwohl in Amerika ein Notarzt sicher unvergleichlich viel schneller erreichbar ist! Seinerzeit wurde dieser Effekt vor allem der Ernährung zugeschrieben: Auf Kreta isst jeder etwa ein Pfund Obst und Gemüse täglich – meist zusammen mit hochwertigem Olivenöl.

Aufgrund neuer Daten sind diese Aussagen etwas ins Wanken gekommen – denn es ist eben nicht nur die Ernährung allein dafür ausschlaggebend. Oft kommt am Mittelmeer Frittiertes auf den Tisch, generell ist das Essen eher fett. So liegt der Pro-Kopf-Verbrauch von Olivenöl auf Kreta bei 31 Litern jährlich – und das ist schon sehr viel!

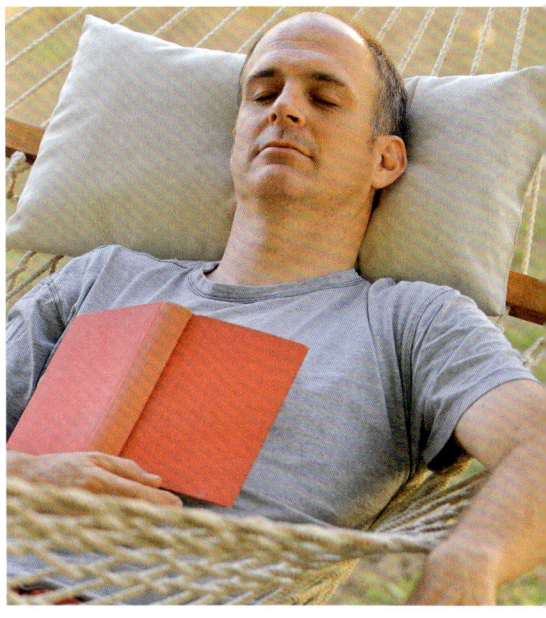

Ein Mittagsschlaf ist ein gutes Mittel gegen Stress und Hetze im Alltag. Die Siesta-Kultur der südlichen Länder ist da ein gutes Vorbild.

Pflegen Sie eine regelmäßige Siestakultur

Ausschlaggebender als die Ernährung allein dürfte sein, dass die Menschen im Mittelmeerraum anders leben als in Düsseldorf, Berlin, Leipzig, Hamburg oder München. Sie halten Siesta, sie nehmen sich für alles viel mehr Zeit, auch für das Essen, sie speisen meist in größerer Runde, mit der Familie oder mit Freunden, immer in Ruhe und mit mehreren Gängen nacheinander. Sie setzen sich nicht so unter Druck, und sie haben ein völlig anderes Klima mit viel mehr Wärme, Sonne und Licht. Wer zudem nicht in der Großstadt lebt, bewegt sich mehr, teilweise ist das Leben sehr viel unbequemer als hierzulande, wo es immer und überall Busse, Bahnen und Taxis gibt.

»Mittelmeerkost« bedeutet deshalb, sich auch die damit zusammenhängende Lebensweise zum Vorbild zu nehmen – und nicht nur die Ernährung.

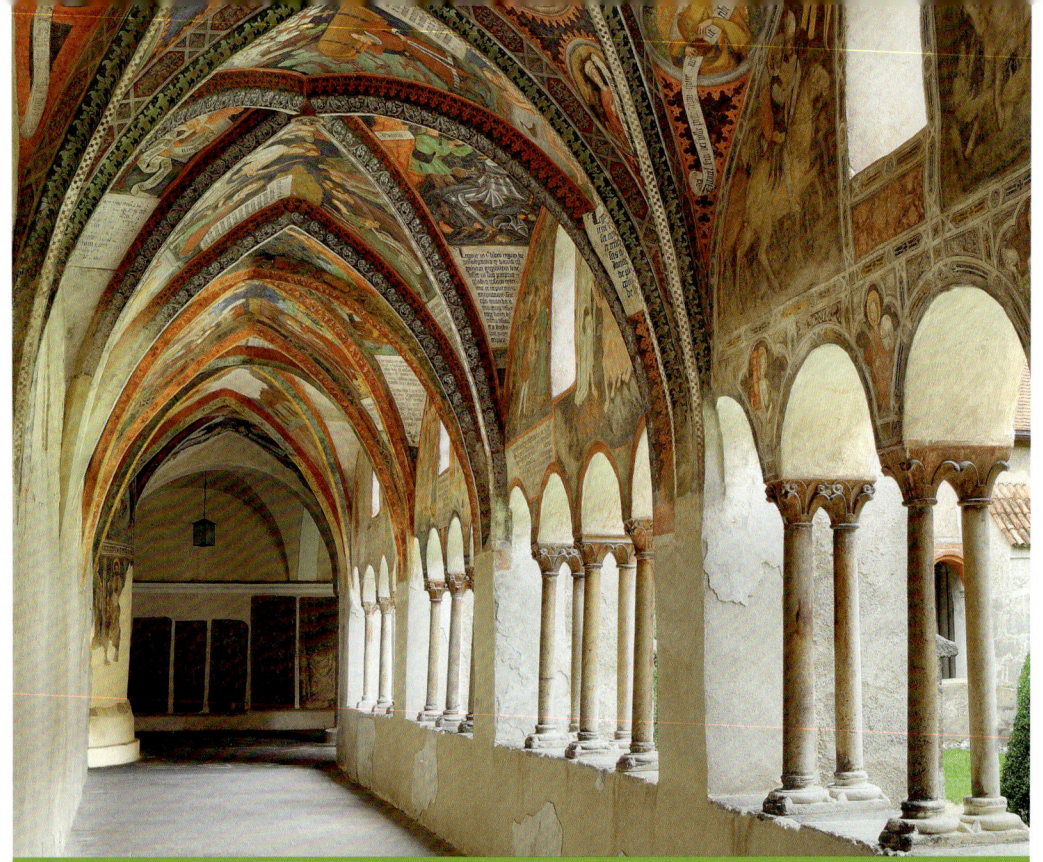

Die Empfindsamkeit des Herzens pflegen

Angst, Kummer und Depressionen, aber auch das Verdrängen von Gefühlen können das Herz so stark belasten, dass es bis hin zum Tod geschädigt werden kann. Wenn dies so ist, was niemand mehr bestreitet, dann muss es auch möglich sein, durch andere, positive Gefühle oder auch generell durch das Zulassen von Gefühlen das Herz zu entlasten und zu kräftigen. Genau darum geht es hier. Denn wenn Ihnen bewusst wird, was Ihr Herz beschwert, können Sie es auch gezielt erleichtern.

Den inneren Reichtum des Herzens mehren

Wie können wir unsere Gefühlswelt so gestalten, dass sie sich positiv auf das Herz auswirkt? Indem wir das nachahmen, was das Herz vormacht: Wahrnehmen und aufnehmen, anhalten und zur Ruhe bringen, dabei dem inneren Leben Raum geben und neue Impulse entstehen lassen.

Das bedeutet, sich nicht überschwemmen zu lassen von unserer lauten Bilderwelt an Informationen, sondern wahrzunehmen, innezuhalten und auf die Resonanz des Herzens zu achten. Dann können Sie sortieren und trennen: Gefühl- und Seelenloses von Gefühl- und Seelenvollem, Fakten- und Zahlenüberfrachtetes von Nachdenklichem und das Denken Erweiterndem.

Fragen Sie sich bei allem, was auf Sie einstürmt: Welche Resonanz erzeugt es in meinem Herzen? Dann werden Sie rasch die Spreu vom Weizen trennen, und Sie legen schon im Wahrnehmen beiseite, was Ihr Herz kalt lässt. Da dürfte heute so einiges zusammenkommen. Denn unsere Welt ist voll von seelenlosen Daten und Fakten, von Maßnahmenkatalogen, Oberflächlichkeiten, Optimierungsprogrammen und Profitdenken.

Wie aber können Sie diesen Resonanzraum überhaupt wahrnehmen? Am besten im Verinnerlichen. In der Stille. Nach innen hören können Sie nicht, wenn alles um Sie herum lärmt und schreit und Krach macht. Um mit dem Herzen in Kontakt zu kommen, brauchen Sie den Rückzug und die Stille. Denn nur Sie selbst können abspüren, was Ihr Herz Ihnen vermittelt.

Zeigen Sie Gefühle

Trauen Sie sich, Ihre Gefühle zu zeigen und auch dazu zu stehen. Sie wissen sicher aus eigener Erfahrung: Jemand berührt immer dann Ihr Herz, wenn er seine Gefühle zeigt und sich zu ihnen bekennt. Jeder Politiker, jeder Vorgesetzte gewinnt sofort unsere Zuneigung, wenn er mal Herz zeigt – eben weil genau das ansonsten so verpönt ist. Und wir spüren sofort, ob jemand Trauer, Mitgefühl oder Anteilnahme nur spielt, oder wirklich mit dem Herzen empfindet. Lassen Sie Ihr Herz sprechen, wenn Sie Gefühle zeigen – dann ist es immer richtig.

TIPP: Sagen Sie öfter mal »danke«

Viele Menschen nehmen gerne, denken aber nicht daran, sich zu bedanken oder selbst zu geben. Damit bringen sie sich um etwas Wesentliches. Denn der Dank verbindet die Seelen. Sie werden merken: Wenn Sie sich bei Ihren Mitmenschen häufiger bedanken, auch für etwas Selbstverständliches, fühlen Sie sich innerlich reich. Das gilt übrigens auch für das Loben.

Gefühle zeigen bedeutet auch, sich verletzlich zu machen. Aber nur aus der Verletzlichkeit kann Stärke erwachsen. Anders kann man nicht authentisch sein.

Den Empfindungsreichtum zu kultivieren stärkt die Schwingungsfähigkeit des Herzens. Die Kunst dabei ist, autonom zu bleiben, sich nicht von den Gefühlen und Stimmungen überfluten zu lassen, mit ihnen wegzuschwimmen. Nicht Zuschauer zu sein, sondern Dirigent bei der Sinfonie der Emotionen.

Zum Beispiel Monika F., 54 Jahre

Im Februar 2000 verliert Monika F. ihren Arbeitsplatz, mit Zoff und Mobbing und Burnout. Drei Monate danach hat sie zum ersten Mal Herzrasen. Der Kardiologe diagnostiziert Vorhofflimmern und verordnet Medikamente: Blutverdünner, Blutdrucksenker, Betablocker, Digitalis, Entwässerungsmittel, blutfettsenkende Mittel. Zusätzlich hat Monika F. Typ-2-Diabetes, der ebenfalls mit Tabletten behandelt wird, und sie ist stark übergewichtig: bei einer Größe von 168 Zentimetern wiegt sie 106 Kilogramm.

Das Vorhofflimmern bleibt. Mehrere Versuche, das Herz mit elektrischen Schocks wieder in den richtigen Rhythmus zu zwingen, scheitern. Monika F. fügt sich in die Tatsache, nicht mehr sehr leistungsfähig zu sein. Mittlerweile hat sie eine neue Anstellung gefunden, aber gleichzeitig ist ihre Ehe in die Brüche gegangen. Ihre drei halbwüchsigen Kinder zieht sie alleine groß. Sie wird zunehmend kurzatmig, alles ist beschwerlich.

2007 stellt der Arzt fest, dass die Herzfunktion hochgradig eingeschränkt ist. Man legt ihr eine Herztransplantation nahe. Das lehnt sie ab – der Eingriff ist ihr mit zu vielen Risiken verbunden. Sie wird immer schwächer, geht zu diversen Heilpraktikern, nimmt ergänzend zu den zehn konventionellen Medikamenten Naturheilmittel ein, hochdosiertes Vitamin C, Spurenelemente. Ihr Zustand bleibt wackelig.

Im Sommer 2010 beginnt sie, sich mit ihrer Biografie auseinanderzusetzen. Sie trifft einen alten Freund wieder, der mittlerweile als Heilpraktiker arbeitet. Gemeinsam frischen sie Erinnerungen auf, und ihr wird plötzlich bewusst, dass es in ihrer Kindheit und

Nehmen Sie Ihre Lieben öfter mal in den Arm – Gefühle zeigen ist gut fürs Herz!

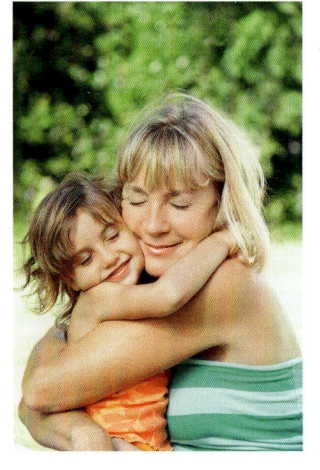

Jugend große Konflikte mit dem Vater gab. Er war nie da, hatte nie Zeit für seine Kinder. Sie war ihm böse deswegen und hatte den Kontakt abgebrochen. Er starb, ohne dass sie sich darüber hätten aussprechen können, ohne Versöhnung.

Mithilfe des Freundes beschäftigt sie sich intensiver mit der Vergangenheit. Dabei begegnet sie in ihrer Vorstellung ihrem Vater noch einmal. Sie sieht ihn nur, sprechen kann er nicht mit ihr. Aber sie kann ihm endlich alles sagen, was ihr auf dem Herzen liegt, was ihr wehtut. Und indem sie es ausspricht, kann sie ihm verzeihen. Sie kann ihn gehen lassen.

Nach diesem Erlebnis verändert sich ihr Leben. Ohne ihre Ernährung gravierend umzustellen, verliert sie innerhalb weniger Monate 22 Kilogramm an Gewicht und nimmt sie auch nicht wieder zu. Und das, wo sie früher so gut wie jede Diät ausprobiert hatte – ohne jeden Erfolg. Sie geht wieder auf Menschen zu, macht neue Bekanntschaften, schließt Freundschaften. Sie entdeckt ihre Kreativität und beginnt zu malen.

Das Herz gewinnt zusehends an Kraft, die Auswurffraktion verbessert sich von 22 auf 35 Prozent. Luftnot hat Monika F. nur noch, wenn sie sich stark belastet. Der Kardiologe staunt, er kann diese positive Veränderung kaum glauben. Auch die Blutzuckerwerte bessern sich deutlich, ebenso die Blutfette. Depressionen und Zukunftsangst sind wie weggeblasen.

Mit ihrem Bruder, mit dem sie sich völlig verkracht hatte, söhnt sie sich aus – auf ihre Initiative hin. Die beiden reden wieder miteinander, treffen sich zu verschiedenen Gelegenheiten.

Mit der Herzschwäche, die noch geblieben ist, kann Monika F. gut leben. Wirtschaftlich kommt sie gerade so über die Runden. Sie kann sich annehmen, so wie sie ist, und sie entwickelt neue Lebensfreude. Heute sagt sie von sich selbst: »Ich bin ein zufriedener Mensch.«

Hören Sie die Signale

Dass sich bei Monika F. die Herzleistung so verbessert hat und dass sie ihren Alltag wieder so gut meistern kann, ist keinem Medikament zuzuordnen und auch keiner Therapie. Die Prog-

TIPP: Das Herz erleichtern

Wer einmal erlebt hat, wie befreiend es ist, sich quälende Altlasten von der Seele zu reden und einfach mal die Tränen fließen zu lassen, der weiß, wie viel leichter sich das Herz anschließend anfühlt. Wie viel besser man durchatmen kann. Jahrzehntelang tief im Herzen eingeschlossene Seufzer können sich dann endlich Bahn brechen. Und vieles, was vorher gestaut war, kommt endlich ins Fließen.

TIPP: Die Scham
überwinden

Viele Menschen trauen sich nicht, ihr Herz auszuschütten, weil sie nicht wissen, wem. Warum dafür nicht therapeutische Hilfe in Anspruch nehmen? Das ist keine Schande, und oft genügen wenige Termine. Lassen Sie sich doch nicht durch falsche Scham die wichtige Chance nehmen, Ihr Herz zu stärken!

nose, die ihr die Ärzte 2007 gaben, war mehr als finster. Heute fühlt sie sich wohler denn je. Und das allein, weil sie ihr Herz öffnen konnte. Weil sie den Mut hatte, sich ihrer Vergangenheit zu stellen. Anschließend konnte sie im wahrsten Sinne des Wortes Ballast abwerfen.

Monika F. ist innerlich in Bewegung gekommen, sie konnte ihre Empfindungsfähigkeit wieder zulassen, nachdem sie sie jahrzehntelang konsequent zugeschüttet hatte. Sie konnte ihre Krankheit annehmen und als Chance für eine Lebensänderung verstehen. Erst dadurch war es ihr möglich, selbst initiativ zu werden und wieder aktiv auf das Leben zuzugehen. Sie hat eine neue Ebene der Zufriedenheit gefunden, ein neues Gleichgewicht, das sich sowohl seelisch wie körperlich deutlich auswirkt und die Selbstzerstörungstendenz durchbricht.

Monika F. ist ein gutes Beispiel dafür, wie wichtig es ist, sich diesen seelischen Innenraum zu erschließen. Es kann sein, dass Sie dabei professionelle Hilfe brauchen. Manchmal ist es schwierig, mit dieser lange übersehenen und missachteten Welt der eigenen Emotionen wieder Kontakt aufzunehmen.

Achten Sie auf die Signale, die Ihr Körper Ihnen sendet. Nehmen Sie sie ernst und stellen Sie sich auf den Prüfstand: Was belastet Ihr Herz? Was könnte es erleichtern?

Herzenstugenden ausbilden

Es mag Ihnen vielleicht altmodisch vorkommen – aber die Kunst der Herzensbildung hat etwas mit der Ausbildung von Tugenden zu tun. Denn Bildung bedeutet hier nicht Wissen im Sinne von intellektuellen Fähigkeiten oder Denkqualitäten. Herzensbildung ist nichts, das man sich anlesen oder auswendig lernen könnte. Sie bildet sich durch die Fähigkeit, mit Freude und innerer Anteilnahme Gutes zu tun. Sie entsteht durch inneres Reifen.

Das kann man üben. Denn Gedanken können auch fixe Ideen oder fanatische Irrtümer sein. Gefühle können überwältigen, enthemmte Willensimpulse fürchterliche Folgen nach sich ziehen, wenn wir uns von ihnen treiben lassen. Und es gelingt nur, wenn wir den Raum des Herzens kultivieren.

Herzensbildung in sechs Übungen

Es gibt eine große und reiche Tradition in Philosophie und Spiritualität, wie sich Herzenstugenden ausbilden lassen. Für unsere Zeit erscheinen sechs grundlegende Übungen des Philosophen und Begründers der Anthroposophie, Rudolf Steiner, besonders geeignet. Sie stehen in keinem spezifischen Glaubenszusammenhang, und sie setzen auch kein Bekenntnis zu einer Lehre voraus. Sie waren ursprünglich gedacht als Hilfen, um das innere Gleichgewicht und die innere Souveränität als Basis für weitergehende meditative Übungen zu erlangen. Sie können sie völlig unvoreingenommen in den Alltag integrieren, ohne dass Sie gleich Ihr ganzes Leben verändern müssen.

WIE GEHT ES IHREM HERZEN?

Viele Menschen sind von ihrem Herzen weitgehend abgekoppelt, sie können den Raum des Herzens nicht mehr gut fühlen. Damit das Herzenstor wieder aufgeht, sollten Sie einmal täglich in ihrem Allagstrott innehalten und sich fragen: »Wie geht es meinem Herzen?« Spüren Sie nach: Was fühlen Sie? Wie bildet sich die Umgebung in Ihrem Herzen ab? Mit etwas Übung werden Sie sicher rasch feststellen, wie stark Ihre Verbindung zu Ihrem Herzen doch noch ist.

Die Übungen erscheinen auf den ersten Blick einfach, aber wichtig ist es, sie wirklich konsequent auszuführen. Es reicht, wenn Sie eine Übung nur an einigen Tagen pro Woche machen, und dies auch nur für eine bestimmte Zeit – einen Monat lang nur die eine, dann die nächste. Manchmal reichen schon fünf Minuten, ein anderes Mal können Sie den Zeitraum ausdehnen.

1. Souveränität im Denken

Unterbrechen Sie den Wildwuchs Ihrer Vorstellungswelt und Gedanken. Oft quirlt in unserem Inneren vieles durcheinander, unsortiert, querfeldein. Nur zu leicht lassen wir uns dann von dem Tohuwabohu ablenken und verlieren den roten Faden unseres Tuns und auch unserer Gefühle.

Dem können Sie Einhalt gebieten, indem Sie Ihre Gedanken an sich vorbeiziehen lassen, zur Ruhe kommen, um sich dann voll auf einen einzigen Gedanken zu konzentrieren. Damit werden Sie innerlich freier.

Denken Sie zum Beispiel nur daran, dass Sie jetzt ein Glas Wasser trinken wollen. Lassen Sie keinen anderen Gedanken zu. Bleiben Sie ganz strikt dabei, nur daran zu denken.

Meditieren können Sie nicht nur im Yoga-Sitz, es geht auch genauso gut im Sitzen, im Liegen und sogar beim Spazierengehen!

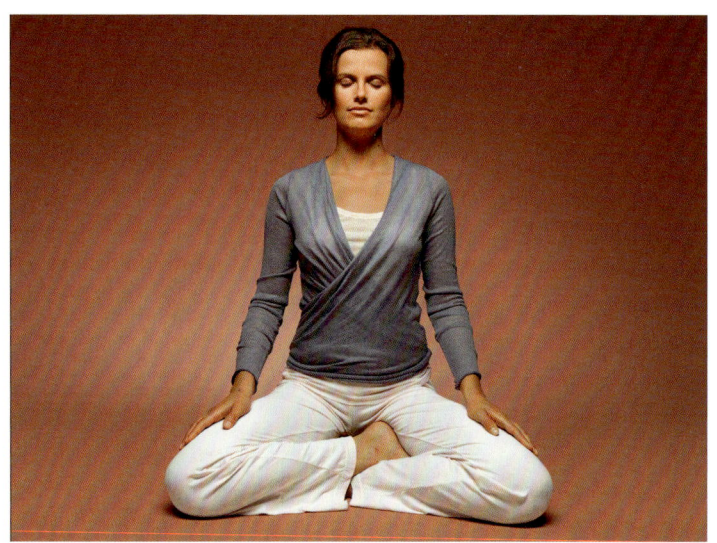

Sie werden merken, dass es gar nicht so einfach ist, auch nur eine einzige Minute lang wirklich bei diesem einen Gedanken zu verharren. Es erfordert Kraft. Aber indem Sie es jeden Tag immer und immer wieder üben, gelingt es Ihnen allmählich immer besser – genau wie bei einem körperlichen Training. Es ist eine Übung der Konzentration, der Gedankenkontrolle. Dabei können Sie auch feststellen, wie wohltuend es ist, das seelische Leben aus eigener innerster Intention ordnen und klären zu können.

Die Kraft, die Sie durch diese Übung gewinnen, erlaubt Ihnen im Alltag, auch in schwierigen Lagen Ruhe und Souveränität zu bewahren und eine Klarheit des Geistes zu erzeugen. Das ist besonders wichtig, wenn äußere Dinge Sie zu überwältigen drohen und Sie sich davon sehr bedrängt fühlen. Mithilfe dieser Übungen spannen Sie den Raum Ihres Herzens weiter auf, bringen mehr Licht und Klarheit hinein.

2. Souveränität im Willen

Nehmen Sie sich eine unbedeutende Tätigkeit vor, die nicht notwendig ist, die Sie aber täglich wiederholen. So können Sie zum Beispiel die Blumenvase auf Ihrem Tisch immer um 12 Uhr mittags zwei Zentimeter nach links setzen und am nächsten Tag wieder nach rechts zurück. Oder Sie stellen im Bad die Zahnbürste einmal in den Becher, das andere Mal legen Sie sie daneben.

Was Sie tun, kann völliger Nonsens sein, und genau darum geht es. Sie erwerben sich damit im Lauf der Zeit die Kompetenz, sich nicht immer vom Strudel der übrigen Ereignisse des Tages mitreißen zu lassen. Und Sie gewinnen dadurch die Kraft, innere Entschlüsse umzusetzen, und stärken Ihren Willen! Das hilft im Alltag überall dort, wo Sie Ihren inneren Schweinehund überwinden müssen, um etwas als gut Erkanntes zu verwirklichen. Sie lernen, beherzt zu handeln, anstatt in widerstreitenden Impulsen steckenzubleiben. Und es trägt dazu bei, dass Sie nicht in Willenslähmung und Passivität versacken.

3. Souveränität im Fühlen

Achten Sie genau auf Ihre Gefühle und beobachten Sie sie. Lassen Sie jede Empfindung zu, aber lassen Sie sich nicht davon überwältigen. Bleiben Sie auf der rein wahrnehmenden Seite: »Aha, das fühle ich jetzt.« Dadurch wird Ihr Fühlen nuancenreicher, tiefer und reiner. Indem Sie auf diese Weise Besonnenheit üben, kultivieren Sie die Reinheit Ihres Herzens.

Diese Übung machen Sie nicht nur für wenige Minuten. Nehmen Sie sich vor, diese wahrnehmende, beobachtende Haltung im Laufe eines Tages immer wieder neu einzunehmen, insbesondere dann, wenn starke Gefühle im Spiel sind. So lernen Sie, sich davon nicht bedrängen zu lassen und nicht im Affekt zu handeln.

Das ist auch gut in Beziehungen. Sie können Gefühle wahrnehmen, ohne sich gleich zu unbedachten Äußerungen hinreißen zu lassen, die Sie später bereuen. Wenn Sie zum Beispiel in einer Partnerschaft immer einem Gefühl des Ärgers oder der Enttäuschung folgen oder wenn Sie eine Eigenschaft Ihres Partners/ Ihrer Partnerin aufregt, dann ist die Lebensgemeinschaft meist nicht von langer Dauer. Können Sie aber sowohl Ihre Gefühle wie auch die Ihres Gegenübers innerlich anschauen und sie von Ihren Willensimpulsen abtrennen, werden Sie eher ein Verständnis für den anderen entwickeln.

TIPP: Pflegen Sie das Staunen

Es ist heute oft üblich geworden, alles für selbstverständlich zu nehmen. Koppeln Sie sich ab von diesem Trend – staunen Sie mal wieder. Über eine schöne Blüte. Den kunstvollen Kristall einer Schneeflocke. Ein neugeborenes Baby. Das Feuer eines Sonnenuntergangs. Das endlose Blau des Himmels. Es sind meist die einfachen Dinge, die die tiefsten Empfindungen auslösen können.

Ein Beispiel: Es kann sein, dass Ihre Partnerin oder Ihr Partner die Angewohnheit hat, den Bücherstapel auf Ihrem Nachttisch immer wieder wegzuräumen. Sie können ja sowieso nicht fünf Bücher gleichzeitig lesen. Das finden Sie aber ebenso überflüssig wie übergriffig und störend, und Sie ärgern sich jedes Mal, wenn Sie abends vor dem Einschlafen nicht aus der Fülle der Bücher eines aussuchen können, auf das Sie eben heute und gerade jetzt Lust haben. Irgendwann ärgern Sie sich darüber so sehr, dass es zum großen Krach kommt. Wenn sich solche Kleinigkeiten häufen, hängt der Ehesegen womöglich auf Dauer schief und Sie verstehen einander nicht mehr.

Die Übung besteht nun darin, aus Ihrer eigenen Haltung herauszutreten und sich in Ihre Partnerin oder Ihren Partner hineinzuversetzen. Warum räumt sie oder er die Bücher immer wieder weg? Vielleicht ist es einfach Ordnungsliebe oder das Bedürfnis, das Schlafzimmer schön zu gestalten, auf dem Nachttisch Platz für einen kleinen Blumenstrauß zu haben, oder eine Tasse Tee. Indem Sie Abstand nehmen von Ihrem eigenen Unmut und versuchen, das Ganze aus einem anderen Blickwinkel zu sehen, erhalten Sie die Freiheit, neutraler und fragender darüber zu sprechen und nicht gleich aufzubrausen und zu sagen: »Lass das!« Sie werden eher eine Lösung finden, die den Bedürfnissen beider gerecht wird und einen beidseits gangbaren Weg darstellt.

Diese Haltung lässt sich auf jede Art von Beziehung übertragen. Auf diese Weise wird Ihr Herz zum sozialen Wahrnehmungsorgan.

4. Positivität üben

Sehen Sie in allem, was Ihnen begegnet, das Positive. Auch in einem schlecht gelaunten Menschen oder in einem Hund, der Sie anknurrt. Erkennen Sie in jeder Situation, in jedem Wesen etwas Schönes, Erfreuliches, Erbauliches. Der schlecht gelaunte Mensch macht trotzdem seine Arbeit gut, der Hund verteidigt sein Herrchen und hat ein glänzendes Fell.

Positivität ist die Grundlage der Wertschätzung, aber auf einer realen Basis, nicht schönfärberisch-idealisierend. In allen Lebenslagen das Gute bemerken und erkennen zu können ist die Voraussetzung dafür, dass Sie in der Begegnung mit anderen Menschen sehen können, was deren Anliegen ist. Sie öffnen damit Ihren Herzensraum und üben Herzensgüte. Hoffnung und Mut können sich als Grundstimmung des Lebens einstellen. Damit bekommen Sie Vertrauen ins Leben.

TIPP: Schreiben Sie Tagebuch

Wenn es Ihnen schwerfällt, Ihre Gedanken zu sortieren, sollten Sie mal wieder Tagebuch führen. Oft genügt es schon, wenn Sie sich Notizen machen – es müssen ja nicht unbedingt ausformulierte, geschliffene Sätze sein. Das Schreiben hilft Ihnen, das Tagesgeschehen zu sortieren und im Herzen zu bewegen, Dinge besser abzuwägen und auch im Negativen das Positive zu erkennen.

---

5. Unvoreingenommenheit üben

Gehen Sie auf alles, was Ihnen begegnet, unvoreingenommen zu, ohne Vorurteile, Erwartungen, Vermutungen. Mit einer Haltung, dass das, was Sie erleben, auch einen anderen Verlauf nehmen könnte, als Sie gedacht haben. Es könnte ja sein, dass Ihre Sicht der Dinge völlig falsch ist. Öffnen Sie sich für das Unerwartete, noch nie Gesehene, noch nie Gedachte – und bewerten Sie es neu.

Die Kultur der Unbefangenheit zu üben heißt, bereit zu sein, auf die eigene Meinung und schon lange bestehende Vorurteile zu verzichten. Das öffnet Sie für andere Menschen.

Diese Übung hat eine ganz erstaunliche Wirkung: Sie werden sofort spüren, dass Ihnen die Menschen anders begegnen, wenn Sie selbst ihnen mit dieser Haltung gegenübertreten. Denn mit dieser Übung gewinnen Sie ein offenes Herz.

6. Üben Sie alles zusammen!

Die sechste Übung besteht darin, die fünf anderen so lange ausgewogen zu üben, bis Sie alle fünf Haltungen in Ihren Alltag integriert haben. Beobachten Sie, in welchem Rhythmus und in welcher Intensität Sie sich den verschiedenen Übungen abwechselnd zuwenden, damit Sie zu einer harmonischen Herzensbildung kommen. Sie werden das unmittelbar an einer größeren Freiheit in Ihrem Herzensraum spüren können.

Mit diesen Übungen schaffen Sie es, mit seelischen Belastungen und starken Gefühlen so umzugehen, dass Ihr Herz keinen Schaden nimmt. Sie setzen den krank machenden Faktoren (siehe Seite 29 f.) etwas aus eigener Kultur entgegen. Denn Gesundmachendes gibt es nicht nur auf der leiblichen Ebene (siehe Seite 58 f.), sondern auch auf der seelischen.

Achtsam durchs Leben gehen

Wenn Sie mit einer größeren Aufmerksamkeit durch Ihren Alltag gehen, erweitern Sie den Empfindungsraum Ihres Herzens. Dabei geht es gar nicht um besonders große Reflexionen, sondern darum, den Herzensraum einfach nur wieder besser zugänglich zu machen, besser zu spüren.

Achtsamkeitsübungen empfehlen sich auch, wenn Sie nervös und unruhig sind, Schmerzen haben oder verspannt sind. Sie lernen dabei, sich von den Beschwerden nicht mehr dominieren zu lassen, so verlieren sie von alleine an Intensität und Macht. Stehen Sie stark unter Stress, können Sie damit Ihr inneres Kino zur

Bei jedem Spaziergang können Sie Achtsamkeit üben, indem Sie Ihre Sinne weit aufspannen und ganz bewusst riechen, hören, sehen, schmecken. Fassen Sie auch mal Baumrinde an, einen Stein, ein Blatt, das Moos, die Erde.

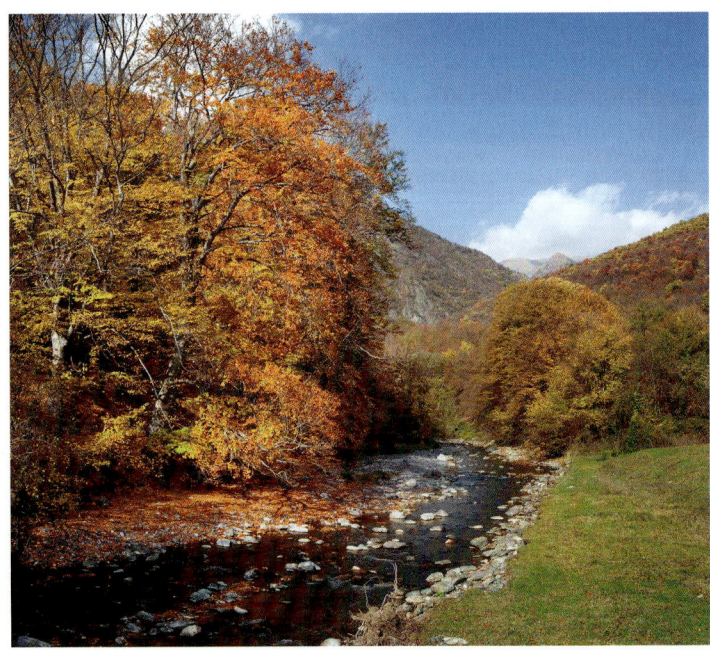

Ruhe zu bringen, wenn dort ständig bestimmte Filme laufen. Indem Sie sich für eine Sache komplett öffnen, können Sie Automatismen anhalten und aus dem Hamsterrad aussteigen.

Alltagsübungen in Achtsamkeit

Achtsamkeitsübungen sind eine wunderbare Möglichkeit, sich die eigenen Gefühle und den Herzensraum wieder neu zu erschließen. Sie sind sehr einfach und völlig ideologiefrei. Sie können die Übungen eher meditativ ausführen oder eher sportlich als Training für Ihre Aufmerksamkeit, Ihre Präsenz:

> Sehen Sie sich an der Bushaltestelle oder in der Bahn um: Wer wartet oder fährt mit Ihnen? Wie sehen diese Menschen aus? Wie sind sie gekleidet? Welchen Gesichtsausdruck haben sie?

> Achten Sie auf den Boden unter Ihren Füßen, wenn Sie spazieren gehen: Wie fühlt er sich an? Steinig, weich, holperig, flach, uneben, wackelig, fest?

> Was für Bäume sind es, an denen Sie vorbeigehen? Wie sehen die Blätter aus, wie sind die Äste geformt?

> Welche Farbe hat der Himmel, welche Form haben die Wolken?

> Welche Vögel können Sie hören?

> Wie riecht die Erde, die Luft?

> Wenn Sie sich gerade sehr aufgeregt haben, spüren Sie nach: Was war hier los? Welche Gefühle steigen in Ihnen auf? Zorn, Wut, Ohnmacht? Freude, Begeisterung, Erregung? Nervosität, Gereiztheit, Unruhe, Angst?

Erleben Sie, was Sie fühlen, und nehmen Sie es nur wahr, nichts sonst. Denken Sie nicht über Konsequenzen nach oder über Maßnahmen, die Sie ergreifen wollen. Lassen Sie es einfach so stehen. Dadurch lernen Sie, Ihre Gefühle innerlich anzuschauen, sie tiefer wahrzunehmen, anstatt sich von ihnen treiben zu lassen. Das macht Sie souveräner. Und Sie lernen, auch starke Gefühle in Ihrem Inneren zu bewegen, und erweitern so den Raum Ihres Herzens.

Achtsamkeit können Sie auch bei jeder Alltagsbeschäftigung üben: beim Zähneputzen ebenso wie beim Gemüseschnippeln, beim Fegen wie beim Staubsaugen, beim Wäscheaufhängen oder bei der Gartenarbeit. Konzentrieren Sie sich einfach fünf bis zehn

TIPP: Wahrnehmen, nicht werten

Bewerten Sie das, was Sie fühlen, nicht. Wehren Sie keine Gefühle ab, sehnen Sie diese aber auch nicht herbei. Nehmen Sie nur wahr, was ist, und ob oder wie sich das Gefühl verändert. Im Sinne von: »Aha, so fühlt sich das an. So war es gerade eben, so ist es jetzt.«

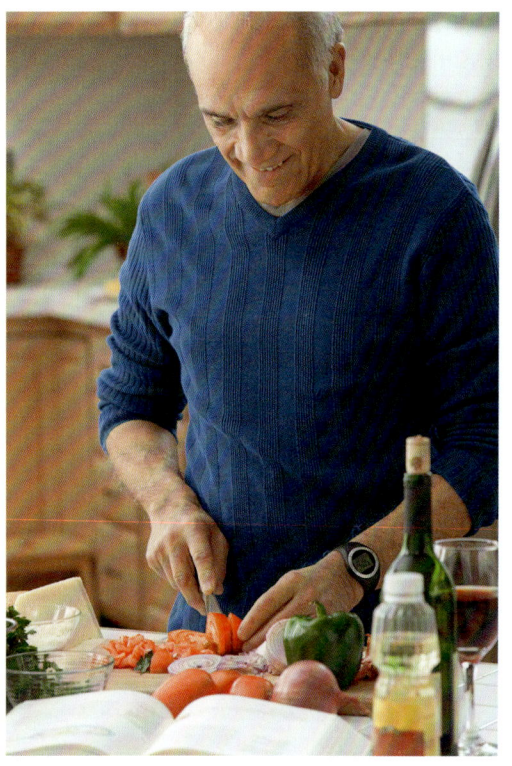

Selbst bei Arbeiten im Haushalt können Sie Achtsamkeit üben: Wie gut gleitet das Messer durch die Tomate, wie ist ihre Oberfläche, wie riecht sie, wie schmeckt sie?

Minuten ganz und gar darauf, was Sie gerade machen. Tun Sie jeden Handgriff, jede Bewegung sehr bewusst. Sie werden merken, dass Sie dann alles langsamer ausführen – eine schöne und wohltuende Entschleunigung!

Achten Sie unbedingt darauf, dass Sie bei allem, was Sie wahrnehmen, Ihr Gefühl mitklingen lassen und es nicht bei einer »technischen« Feststellung belassen, was um Sie herum wahrnehmbar ist. Registrieren Sie es, aber bewerten Sie es nicht. Anfangs wird Ihnen das vielleicht schwerfallen, weil wir alles, was wir wahrnehmen, sofort in Schubladen einsortieren, mit Etiketten »gut« oder »schlecht« versehen. Versuchen Sie, dieses Werten bewusst abzulegen. Lassen Sie Ihr Herz berühren von dem, was die Achtsamkeit Ihnen eröffnet!

Die Mitte finden

So wie das Herz aus sich heraus immer wieder die Mitte findet, so können Sie ihm dabei helfen, indem Sie in sich selbst immer wieder Ihre Mitte finden. Das geht allerdings nur, wenn Sie vorher den Pendelausschlag nach den beiden Seiten links und rechts neben dieser Mitte mitmachen. Denn die Mitte selbst erzeugt sich nur durch diese rhythmische Bewegung, durch das Ausloten der Pole.

Mitgefühl üben

Die Mitte finden, das bedeutet: Von einem zum anderen gehen, vom Wahrnehmen zum Handeln, vom Mitfühlen zum Mich-in-mir-Fühlen. Leid teilen zu können oder Glück, aber auch in mich hineinhorchen können, meine eigene Gefühlswelt empfinden.

Mitfühlen bedeutet nicht, alles mitzumachen, sich unterzuordnen oder anzupassen. Sondern es heißt: sich und sein Gefühl dafür zu öffnen, die Höhen und Tiefen der Mitmenschen oder auch der Welt aufzunehmen.

Danach ist es wichtig, sich wieder zurückziehen zu können, um in sich selbst zu fühlen, wie es einem geht und wo man steht – sonst würde man von allem, was auf einen immer wieder einstürmt, völlig überwältigt.

Sie kennen das vielleicht von Streitgesprächen: Diese nehmen meist nur dann ein gutes Ende, wenn nicht jeder auf seinem Standpunkt beharrt, sondern versucht, auch die Position des anderen einzunehmen, Verständnis und Toleranz zu entwickeln für diese andere Seite. Genauso ist es auch auf der Ebene des Gefühls: Wenn Sie spüren können, wie es Ihrem Gegenüber geht, und dann auch spüren, wie es Ihnen selbst geht, haben Sie eine hohe emotionale Kompetenz – dann wird sogar ein heftiger Streit vermutlich einen guten Ausgang nehmen.

Die Wahrnehmungskraft vertiefen

Sie können dieses Gefühl auch auf die Wahrnehmung übertragen: Schauen Sie um sich: Was kommt Ihnen da entgegen an Menschen, an Natur, an Umgebung? Betrachten Sie es genau: Wie ist diese Blume beschaffen, welche Qualität hat ihre Blüte? Wie ist das Essen heute, wie sieht es aus? Wie schmeckt das Currygericht, der Salat, das Hühnchen, die Quarkspeise? Welche Qualität hatte der Sommermorgen oder der Spaziergang im verschneiten Winterwald? Dabei geht es nicht um naturwissenschaftliche Messgrößen, sondern darum, wie die Eindrücke – Farbe, Duft, Klang, Aussehen – auf Sie wirken.

Den Reichtum der Gefühle ausloten

Entwickeln Sie eine Freude am Reichtum Ihrer Wahrnehmungsfähigkeit – nach außen ebenso wie nach innen. Denn Gefühle bestehen nicht nur aus Liebe und Hass, Freude und Trauer. Sie erleben eine ganz andere Tiefe Ihres Herzensraums, wenn Sie lernen, die Welt in Ihrem Inneren mit sich vielfältig wechselnden und vielfarbigen Qualitäten abzubilden.

GU-ERFOLGSTIPP

DAS GEDÄCHTNIS ÜBEN

Indem Sie Ihr Gedächtnis trainieren, vertiefen Sie auch Ihre Wahrnehmungsfähigkeit. Es geht ganz einfach: Lesen Sie in einem Buch nur ein bis zwei Seiten, klappen Sie es zu und wiederholen Sie das, was Sie gelesen haben, in Gedanken, und zwar so genau wie möglich. Indem Sie das Geschehen durch den Prozess der eigenen inneren Bildung haben gehen lassen, bilden Sie Gedächtnis und erweitern Sie Ihren Herzensraum.

Zuhören können

Unsere Welt ist eine stark visuelle geworden – alles dreht sich um das Sehen, vor allem in den Medien. Das Auge sieht aber nur die Oberfläche, das Ohr hingegen führt nach innen, es ist ein viel sensibleres Empfindungsorgan. Das wissen alle, die ihr Augenlicht verloren haben oder nicht mehr gut sehen können.

Oft haben wir heute verlernt, richtig zu hören, vor allem zuzuhören. Wir lassen nicht ausreden, wissen alles besser. Es trägt zu einer hohen Anspannung bei, wenn man beim Zuhören schon an die Antwort denkt. Denn dabei kann man nicht entspannt sein, man ist ständig auf der Hut, ja nicht zu spät zu kommen mit dem Gegenargument, mit der Erwiderung. Das kennen Sie vermutlich aus eigenem Erleben, aber auch aus vielen Talkshows, wenn der eine dem anderen ins Wort fällt und jeder nur noch sich selbst und seine Meinung zelebrieren will.

Eine neue Gesprächskultur entwickeln

Gewöhnen Sie sich das Zuhören neu an: Achten Sie bewusst darauf, Ihren Gesprächspartner ganz ausreden zu lassen. Denken Sie dabei nicht schon Ihre eigenen Gedanken, bewerten Sie nicht

Nichts hält so frisch wie die Begegnung mit jungen Menschen. Seien Sie neugierig auf das, was sie Ihnen entgegenbringen – das weitet Ihren Herzensraum und hält Sie auch geistig beweglich.

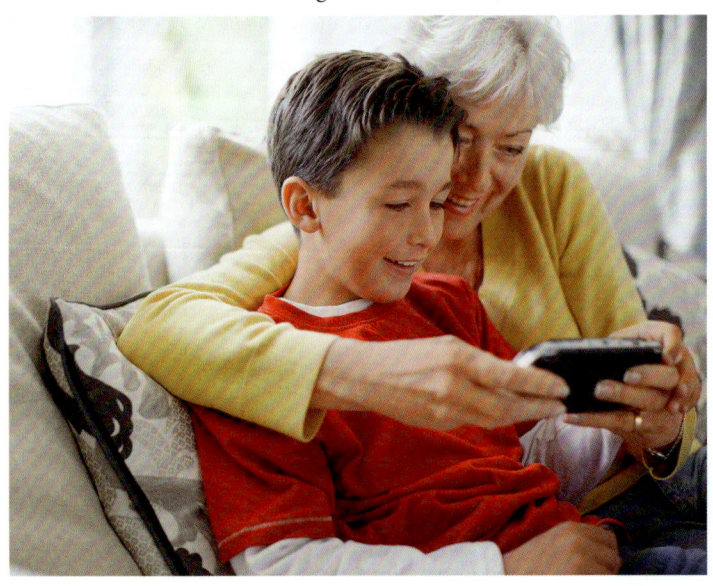

schon während des Zuhörens, was der andere sagt und was Sie sofort, gleich nachdem er endlich fertig ist, erwidern werden. Während der andere spricht, denken Sie besser gar nichts, sondern öffnen Sie sich ganz seinen Argumenten, seiner Schilderung. Denken Sie mit, fühlen Sie mit, tauchen Sie ein in Ihr Gegenüber! Nehmen Sie in sich auf, was da gesagt wird, und erst anschließend wägen Sie die Worte ab, überprüfen Sie Ihre eigenen Argumente. Auf dieser Basis werden Sie ganz anders antworten, so kann sich ein gleichberechtigter Dialog entwickeln.

Und Sie werden feststellen: Das ist eine gänzlich andere Gesprächskultur. Sie dauert länger. Sie geht nicht zackzack hin und her. Sie führt zu besseren Ergebnissen, zu einem tieferen Verständnis. Das gilt für ganz normale Gespräche, für Beratungssituationen oder wenn Sie jemandem Trost spenden.

Gehen Sie unvoreingenommen auf junge Menschen zu und hören Sie zu, was sie zu sagen haben. Das generationenübergreifende Zusammenleben ist heute der Ersatz für die meist verloren gegangene Großfamilie. An vielen Orten sprießen gemeinsame Wohnprojekte aus dem Boden, in denen Senioren, Studenten, Paare und Singles zusammenleben. Junge Familien freuen sich über Unterstützung bei der Kinderbetreuung, Schüler über Nachhilfe bei den Schulaufgaben oder einen guten Rat bei Jugendprojekten. Schauen Sie sich um, wo es in Ihrer Nähe ein Projekt gibt, in das Sie sich einbringen können – mit all Ihrer Erfahrung und Lebensweisheit, aber auch mit Ihren Fragen und Ihrer Neugier.

Entdecken Sie die Langsamkeit

Heute geschieht alles so schnell, dass Sie mit dem Gefühl oft gar nicht mehr richtig hinterherkommen. Alles muss immer sofort und gleich geschehen, kaum noch etwas darf in Ruhe gedacht und überdacht werden. Gefühlstiefe erreichen Sie aber nur mit Langsamkeit, nie unter Zeitdruck.

TIPP: Lernen Sie, die Fragen zu lieben!

Wenn Sie es schaffen, die offenen Fragen mehr zu lieben als die Antworten, bleiben Sie immer in Bewegung. Und Sie wissen ja: Bewegung – in jeder Form – stärkt Ihr Herz am meisten. Denn jede offene Frage erzeugt einen Sog in die Zukunft. Sie lockt Zukünftiges an. Und hält Sie damit im Leben.

TIPP: Live ist besser als Konserve
Besuchen Sie öfter mal wieder ein Live-Konzert. Vielerorts gibt es dafür sogar kostenlose Angebote, zum Beispiel die Abschlusskonzerte in Musikhochschulen, Kirchenmusik, Open-Air-Festivals. Nicht nur die akustischen Schwingungen, die in einem Raum erzeugt werden, sondern auch die beim Musizieren in der Seele der Musiker erzeugten übertragen sich direkt in unser Inneres, ins Herz.

Wenn Sie noch im Beruf stehen, ist es meistens gar nicht so leicht, aus der Zeitmaschine auszusteigen. Das müssen Sie schon sehr bewusst planen und umsetzen – es gibt allerdings einige Hilfen, mit denen Ihnen das besser gelingt:

> Entschleunigen Sie Ihren Alltag. Planen Sie für alles eine Viertelstunde mehr ein. Denn je mehr Sie sich abhetzen müssen, desto mehr strapazieren Sie Ihr Herz.
> Lassen Sie am Abend, bevor Sie ins Bett gehen, den Tag noch einmal Revue passieren: Wie gut ist es Ihnen gelungen, Ruhe in Ihr Denken und Tun zu bekommen?
> Nehmen Sie sich jeden Abend eine Viertelstunde Zeit und fühlen Sie in sich hinein. Lassen Sie den Tag nachklingen, bewegen Sie in Ihrem Herzen, was Sie erlebt haben. Auf diese Weise bekommen Sie auch ein Gefühl dafür, was gut und richtig ist – es kann sich nur bilden, indem Sie Inhalte selbst bewegen. Es kommt nicht von allein. Und es braucht Zeit und Raum.

Das richtige Maß finden

In Fernsehen und Internet werden wir heute von Informationen, vor allem von Bildern und Filmen, regelrecht überflutet. Um sich da zurechtzufinden und die eigene Mitte nicht zu verlieren, sollten Sie sich bewusst Zeit nehmen – fünf Minuten reichen oft schon – und sich in die Lebenssituation der dort dargestellten Menschen hineinversetzen. Welche Gefühlsqualität erleben Sie dabei? Was empfinden Sie beim Betrachten?

Bilder und Filme können nur oberflächlich tangieren oder auch tief berühren. Da gilt es, das richtige Maß zu finden: Wenn Sie kein Gefühl für etwas entwickeln können, bleibt Ihr Herz unberührt; wo Sie in den Bann einer Bilderwelt geraten, werden Sie davon mitgerissen, womöglich in Angst und Schrecken versetzt, ein Horrorszenario entsteht.

Dem können Sie Einhalt gebieten, indem Sie innerlich einen Schritt zurücktreten und ein Gefühl entwickeln, für das, was Sie gesehen haben. Der erste Eindruck verändert sich, wenn Sie dem Geschehen Zeit und Raum geben, sich zu setzen. Und wenn Sie die Menge der Informationen und Eindrücke, denen Sie sich aussetzen, begrenzen. Lieber etwas weniger, dafür aber gehaltvoll. Dann können Sie tiefer verstehen, tiefer empfinden, besser innerlich bewegen. Jede Art von Oberflächlichkeit verhärtet das Herz!

Schläft ein Lied in allen Dingen …

Neuerdings lebt an vielen Orten eine schöne alte Tradition wieder auf: das Chorsingen oder das gemeinsame Musizieren – in der Kirche, im Verein, als Hausmusik. Es ist etwas gänzlich anderes, Musik nur aus der Stereoanlage oder den Ohrstöpseln eines MP3-Players zu hören oder sie selbst zu erzeugen.

Probieren Sie doch mal aus, ob Ihnen das Chorsingen zusagt. Es muss ja nicht unbedingt ein Kirchenchor sein, wenn Sie sakrale Musik nicht mögen. Es gibt auch andere Chöre, die sich mehr mit dem traditionellen Volkslied befassen oder Jazz und Gospels singen. Allein das Erlebnis, dass Sie in sich Töne erzeugen können, die mit den Tönen der anderen zusammen einen großen Klang ergeben, ist bei jeder Probe, bei jedem Konzert etwas sehr Besonderes. Beim Musizieren lernen Sie auch, auf die anderen ebenso zu hören wie auf sich selbst und dabei Ihre Mitte zu finden. Sie müssen wahrnehmen, verinnerlichen und bewegen, vor allem bei mehrstimmigen Musikstücken. Das ist Herztätigkeit – Rhythmus im besten Sinne! Musik ist ein spielerisches Übungsfeld, um diese Qualitäten des Schwingens und der Mitte innerlich ausbilden zu können. Ganz gleich, ob Sie singen oder ein Instrument spielen, allein für sich oder im Ensemble zu mehreren, ob Klassik, Jazz, Folk oder Pop.

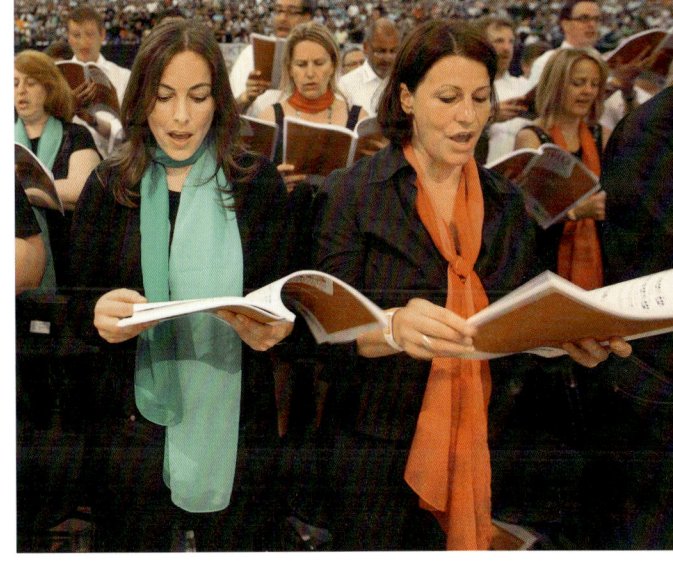

Gemeinsames Singen bringt auch das Herz zum Klingen – ganz egal, um welche Art von Musik es sich handelt.

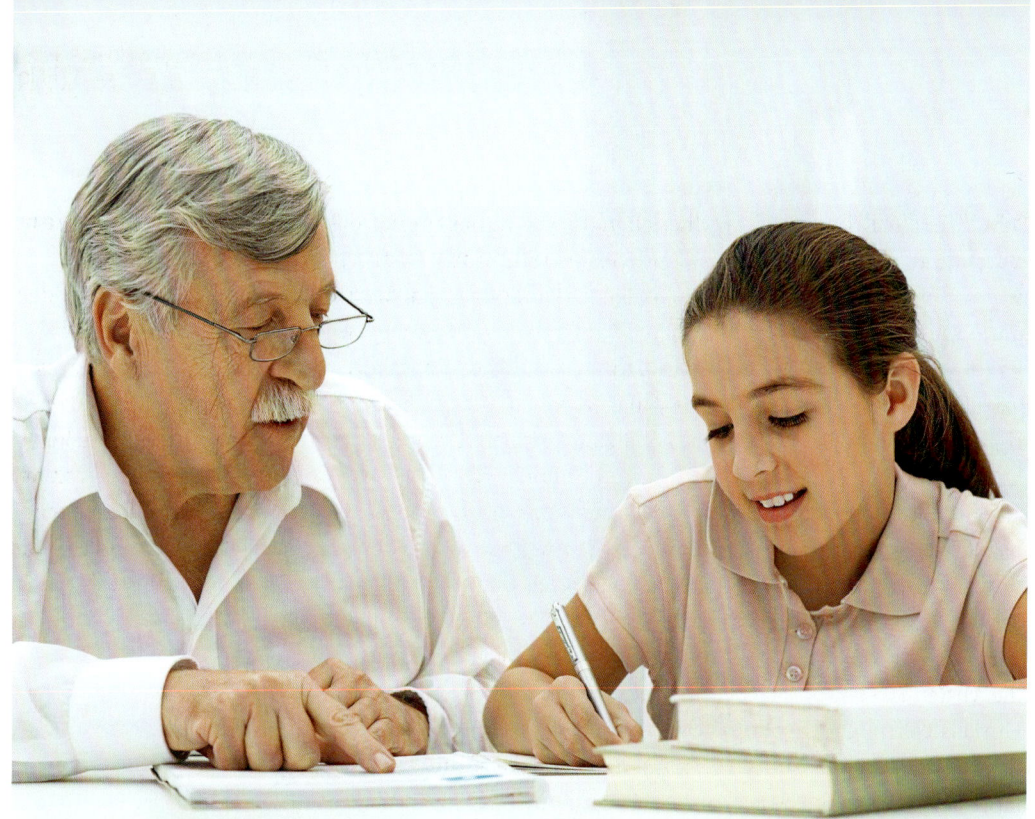

Dem Leben Sinn geben

Genauso wie es dem Herzen schadet, wenn das Leben sinnlos erscheint, so können Sie es stärken, indem Sie ihm wieder Sinn geben oder darauf achten, dass es sinnerfüllt bleibt. Wie soll das gehen, werden Sie sich fragen. Es ist einfacher, als Sie denken. Indem Sie schöpferisch und kreativ sind, indem Sie in Beziehung stehen mit anderen Menschen, indem Sie die individuelle Freiheit mit dem Zusammensein in Gemeinschaft verbinden, werden Sie diesen Sinn finden und Ihr Herz auch auf dieser Ebene unterstützen.

Sinnhaftigkeit erleben

Wenn Sie Ihr Leben als sinnvoll erleben, geschieht das immer dadurch, dass Sie sich auf etwas Anderes beziehen, nicht nur auf sich selbst. Das kann ein Lebenspartner sein oder eine -partnerin, die Familie, aber ebensogut ein Freundeskreis, ein Netz aus Bekanntschaften. Es kann auch ein Hund sein oder ein schöner Garten. Wichtig ist, dass Sie eine Aufgabe haben, die Sie beschäftigt und in deren Dienst Sie Ihre Fähigkeiten stellen können.

Der Sinn des Lebens definiert sich immer von zwei Seiten: zum einen dadurch, dass wir in uns ruhen, das Ich in uns gefunden haben. Und zum anderen dadurch, dass wir in Verbindung stehen mit dem, was von außen auf uns zukommt. Es sind immer Polaritäten, durch die wir dabei hindurchgehen – so, wie das Herz auch immer durch rhythmische Polaritäten geht und dabei stets die Mitte findet.

Um das Gefühl eines erfüllten Lebens zu haben und eine Biografie als gelungen empfinden zu können, ist es wichtig, das Herz als Hort der Wärme zu erleben: Indem Sie sich für Ihre Umwelt interessieren, indem Sie das Herz als Organ für soziale Beziehungen anschauen und lernen, mit diesen Rhythmen umzugehen.

Sich begeistern können und mit Fragen leben

Wenn Sie das Interesse für Ihre Familie, Ihre Umgebung und für das Geschehen in der Welt verlieren, wird die Schwingungsfähigkeit Ihres Herzens leiden. Es wird Ihnen kalt ums Herz. Denn nichts ist wärmender und aufmunternder als Begeisterung. Ganz egal, wofür – ob das ein Kind ist, eine Handarbeit, ein Buch, wissenschaftliche oder kulturelle Fragen, eine Aufgabe in der Kirchengemeinde oder ein politisches Amt – das Feuer der Begeisterung wird Ihr Herz wärmen und lebendig halten. Sie werden geistig rege und beweglich bleiben.

Innere Regsamkeit kultivieren Sie über Aktivität, über ein intensives Interesse – egal, woran. Und je intensiver Ihre Fragen werden, desto stärker wird Ihr Interesse wachsen und desto intensiver wird sich Ihre Herzenswärme ausbilden. Hüten Sie sich aber davor, andere zu belehren – bleiben Sie offen für Neues und Anderes.

TIPP: Wofür brennen Sie?

Jeder Mensch hat eine Idee, eine Vorliebe, ein Hobby, für das er sich besonders begeistern kann. Denken Sie nach: Was ist das bei Ihnen? Widmen Sie sich bewusst einmal in der Woche diesem inneren Feuer – das Herz freut sich mit.

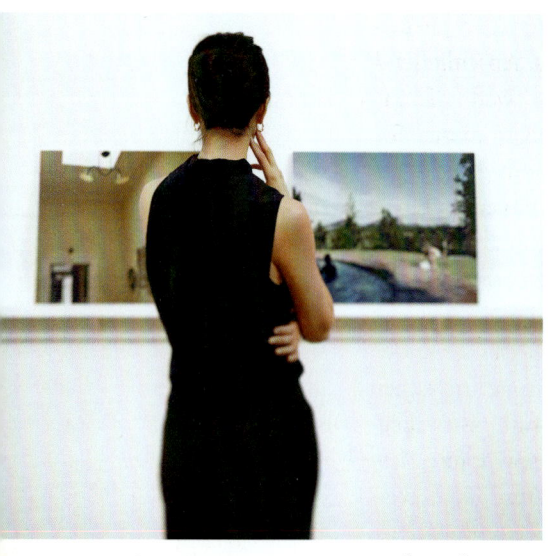

Indem Sie offen sind für Neues und Ungewohntes – zum Beispiel für moderne Kunst, Fotografie und Malerei – bleiben Sie auch im Herzen beweglich.

Bewegen Sie Fragen, die Sie in sich selbst anreichern und die Sie innerlich weiter beschäftigen. Dadurch entsteht ein Sog im Geistigen. Denn für je mehr Sie sich interessieren können, mit je mehr offenen Fragen Sie umgehen können, desto größer wird diese geistige Sogkraft, desto mehr wird für Sie bedeutend – und damit auch sinnstiftend.

Wer sich nicht mehr interessieren kann, geht achtlos an vielen Wundern vorbei – und verlernt das Staunen. Werden Sie also ein Genie in der Fähigkeit, sich zu interessieren, gehen Sie mit offenen Augen durch die Welt: Schauen Sie nach, welche Ausstellungen es gerade in den Museen Ihrer Stadt gibt oder in denen der nächstgelegenen Großstadt. Es ist bestimmt etwas dabei, das Ihren Horizont erweitert. Besorgen Sie sich einen Veranstaltungskalender und lassen Sie sich inspirieren – zu einem Vortrag, einem Orgelkonzert, einem Ausflug. Lassen Sie beim nächsten Stadtbummel einmal die Augen schweifen, und konzentrieren Sie sich nicht nur auf Ihren Einkaufszettel – Sie werden sich wundern, wie viel Neues Sie entdecken werden.

Bewahren Sie sich bei allem, was Sie erleben, eine gesunde Neugierde. Das hält jung und beweglich – auch im Herzen.

Gegensätze zulassen

Interesse haben, das bedeutet auch, Gegensätzliches zuzulassen und zu vereinbaren suchen – so wie das Herz das Blut ganz in die Peripherie ausdehnt, gleichermaßen aber auch in der Kammer verinnerlicht. Alles, was diese Geste nachahmt – körperlich, seelisch, geistig –, stärkt auch nachhaltig die Tätigkeit des Herzens. Es gilt, einen guten, harmonischen und atmenden Rhythmus zu finden zwischen diesen Polaritäten.

Manchmal müssen Sie dabei beherzt sein und den Wechsel von der einen zur anderen Seite willensstark vollziehen. Wenn Sie zum Beispiel bisher nie bereit waren, mit Ihrer Freundin, Tochter oder Enkelin in ein modernes Theaterstück zu gehen, dann geben Sie Ihrem Herzen mal einen Ruck und tun Sie es. Anschließend werden Sie eine Menge Gesprächsstoff haben! Und wenn Sie dabei eine gute Dialogkultur pflegen (siehe Seite 100), werden Sie bereichert und mit erfülltem Herzen nach Hause kommen.

Wir haben im Folgenden einige wichtige Gegensatzpaare zusammengestellt, an denen Sie sich orientieren können.

Vergangenes – Zukünftiges

Gegensätze zulassen und vereinbaren bedeutet auf der Ebene der Sinnfindung zum Beispiel, die Vergangenheit zu berücksichtigen, sich aber auch der Zukunft zu öffnen. Nehmen Sie nur das Beispiel der Tischkultur: Es macht sicher Sinn, bei einem gemeinsamen Essen nicht zu schmatzen oder mit den Fingern in die Nudeln zu greifen. Aber es muss nicht immer nur die gewohnte deutsche Hausmannskost auf den Tisch kommen, es darf auch mal etwas Neues sein – asiatische Küche oder arabische, indische, afrikanische oder etwas anderes, gänzlich Ungewohntes.

Wenn Sie immer nur darauf beharren, dass früher alles besser und schöner war, erstarren Sie innerlich. Und es macht auch nicht viel Freude, der Vergangenheit immer hinterherzutrauern. Schauen Sie besser, was Gegenwart und Zukunft an Bereicherndem zu bieten haben, wie sich Gestriges, Heutiges und Künftiges verweben lassen. Sie werden schnell erkennen, wie sehr das Ihr Leben bereichert und Ihr Herz bewegt.

Nüchtern bleiben – Spiritualität kultivieren

Viele Situationen im Leben erfordern eine schnörkellose Nüchternheit, einen ausgeprägten Sinn für das Notwendige, damit man sie gut meistern kann. Wenn es darum geht, die Steuererklärung zu erstellen, gibt es nicht viel anderes als Rechnungen und Zahlen. Wenn Sie eine Wohnung mieten wollen, müssen Sie den Mietvertrag emotionslos studieren.

Wenn Sie aber alles und jedes nur nüchtern und mit dem Verstand betrachten, wird aus Ihrem Herzensraum schnell eine ausgedörrte Wüste. Der fruchtbare Regen, der diese Einöde bewäs-

GU-ERFOLGSTIPP

WO SIND SIE SCHWACH AUF DER BRUST?

Spüren Sie ab, welche zwei oder drei der in diesem Kapitel genannten Gegensatzpaare für Sie am wichtigsten sind. Welcher Seite müssen Sie besondere Aufmerksamkeit schenken, weil Sie da noch »schwach auf der Brust« sind? Denken Sie daran: Um das eine zu pflegen, müssen Sie immer auch die andere Seite stärken!

sert, ist die Spiritualität. Sie kann ganz unterschiedliche Nuancen haben: Sie kann mit Religiosität zu tun haben, mit oder ohne konfessionellen Rahmen. Sie kann sich auf das Wunder der Schöpfung beziehen oder darauf, dass der Mensch mit einem Geist begabt ist. Sie kann mit Meditation und Gebet einhergehen oder mit einer anderen Form innerer Besinnung, die Ihnen gemäß ist. Sie können sie unter dem Sternenhimmel pflegen, in der Natur, in der Begegnung mit Kunst oder Philosophie, oder einfach in Ihrem Wohnzimmer. Immer geht es bei Spiritualität um die Besinnung auf das eigene und das höhere Geistige.

Wenn Sie die für Ihr eigenes Erleben authentische Form von Spiritualität im Alltag pflegen, werden Sie vieles im Leben anders annehmen und einordnen können. Entscheidend ist, dass Sie ein Gefühl dafür in Ihrem Herzen bewahren, dass Sie in allem, was Sie tun oder was Ihnen begegnet, ein Stück weit auch dieses Höhere sehen können. Etwas, wofür wir in unserer materialistisch orientierten Welt noch keine abschließende Erklärung haben, das wir aber immer wieder ahnen, spüren und selbst erleben können.

Realistisch sein – idealistisch sein

Viele erfolgreiche Menschen zeichnet ein großer Sinn für das Machbare aus. Wenn sich dieser Sinn aber nicht mit Idealismus paart, wird daraus kein großes Lebenswerk entstehen können.

Ideale bilden wir vor allem in der Pubertät und als junge Erwachsene aus – denken Sie einmal an diese Zeit zurück! Auch wenn das Leben Sie in vielem sicher ernüchtert hat, werden Sie doch hoffentlich noch einige dieser Ideale in Ihrem Herzen bewahrt haben. Sie sind das, was Ihnen im Leben immer wieder Auftrieb gibt, Hoffnung, Zuversicht. Ohne Ideale können wir nicht kreativ sein, und wir können unser Leben nicht gut gestalten. Aber ohne Realitätssinn eben auch nicht.

Trotzdem: Bei manchen Menschen dominiert eine gewisse Resignation, weil die Ideale verloren gegangen sind oder sich als nicht realisierbar erwiesen haben. Forschen Sie doch mal nach: Woran können Sie sich auch heute noch begeistern? Holen Sie sich ein bisschen den Idealismus der Jugend zurück – das hält frisch, auch das Herz!

Geistesgegenwärtig sein – warten können

Zupacken und Pläne umsetzen können, geistesgegenwärtig sein und in einer kritischen Situation sofort reagieren – wie oft mussten Sie solche Fähigkeiten in Ihrem Leben an den Tag legen! Aber wie oft mussten Sie auch warten, bis der richtige Zeitpunkt gekommen war, um etwas realisieren zu können. Wie oft ist Ihnen etwas missglückt, weil die Zeit einfach noch nicht reif dafür war. Wenn Sie dann mit dem Kopf durch die Wand wollten, haben Sie sich hin und wieder eine blutige Nase geholt – und Ihr Herz massiv unter Stress gesetzt.

Es reduziert die Anspannung und unterstützt die Schwingungsfähigkeit des Herzens, wenn Sie sich dieser zwei Seiten bewusst sind. Wenn Sie abspüren können: Lässt sich das, was ich jetzt vorhabe, was mir richtig und wichtig scheint, tatsächlich auch verwirklichen? Oder muss ich noch warten, ist ein späterer Zeitpunkt vielleicht besser, damit sich die schönen Hoffnungen, die sich mit dieser Maßnahme verbinden, auch erfüllen können? Sie werden den richtigen Moment erkennen, wenn Sie der Stimme Ihres Herzens zuhören können.

Authentisch sein

Wenn Sie jemanden als besonders ausgeglichen erleben, heißt es: Er hat seine Mitte gefunden. Die Voraussetzung dafür ist, dass dieser Mensch vorher die Ausschläge des Pendels hat mitgehen können, die dazu geführt haben, dass er dann durch das Ausloten der Gegensätze seine Mitte erkannt hat.

Diese Mitte bezeichnen wir als Authentizität. Menschen, die authentisch sind, haben oft eine natürliche Autorität, und sie besitzen auch Herzenswärme. Sie können sich selbst und andere wertschätzen. Sie können aktiv sein, aber auch geschehen lassen. Sie können Impulse geben und wieder loslassen. Sie können die Initiative ergreifen und Entwicklungen auf sich zukommen lassen. Sie können ihre Fähigkeiten zur Verfügung stellen und sich zurücknehmen. Sie können gestalten und sich anpassen. Natürlich gelingt das nicht immer. Aber das Bemühen um diese gegensätzlichen Fähigkeiten führt Sie in Ihre Mitte und stärkt Ihr Herz.

TIPP: »Wofür stehen Sie?«

Manche Menschen verschwinden völlig hinter ihrer Rolle, die sie eingenommen haben, oder ihrem Beruf. Man kann gar nicht mehr erkennen, wofür sie stehen. Es tut Ihrem Herzen gut und stärkt die Mitte, wenn Sie zeigen, wofür Ihr Herz schlägt, was Ihnen wichtig ist, womit Sie sich verbinden.

Zum Beispiel Wanda L., 75 Jahre

Schwierigkeiten mit dem Herzen begleiten Wanda L. schon seit ihrem 21. Lebensjahr. Da erlag ihr heißgeliebter Vater einem Infarkt. Der Schock war groß: Wanda L. bekam extremes Herzrasen, zitterte und bebte am ganzen Leib. Seither kann sie ihr Herz nicht mehr stark belasten. Eine verkannte offene Tuberkulose, schwere Blasen- und Nierenentzündungen komplizierten ihren weiteren Lebensweg zusätzlich.

Dass das Herz immer schwächer wird, merkt sie mit 50, als sie mit ihrem Mann aufs Land zieht und dort das alternative Leben ausprobieren möchte. Es gilt, ein altes Fachwerkhaus zu renovieren, einen Gewölbekeller neu zu verfugen, einen Naturkostladen einzurichten und eine Lehrküche. Dabei stößt Wanda an ihre Grenzen. Eine ausführliche Diagnostik zeigt, dass ihr Herz bereits massiv geschwächt ist, die Auswurffraktion (siehe Seite 47) beträgt gerade noch 10 Prozent. Die Ärzte geben ihr nicht mehr viel Lebenszeit. Das war vor 25 Jahren.

1996 wird ein Kathetereingriff nötig, um Herzkranzgefäße aufzudehnen und mit Stents zu versorgen. Vier Stück wurden ihr bisher eingesetzt, um die Durchblutung des Herzens zu gewährleisten. Das Herz bleibt schwach. Trotzdem engagiert sie sich, probiert ständig etwas Neues aus. Sie befasst sich mit verschiedenen Ernährungsformen, lässt sich zur Märchenerzählerin ausbilden, besucht Seminare über meditatives Tanzen. Sie geht schwimmen, macht Nordic Walking, Yoga, Tai Chi, Focusing, Reiki, Meditation, Traumdeutung, craniosakrale Therapie, Eurythmie. 2004 geht sie 200 Kilometer auf dem Jakobsweg.

Sie sagt von sich: »Ich erlebe mein Herz täglich als problematisch. Häufig spüre ich einen Druck auf der ganzen linken Brustseite, als ob da ein schwerer Stein hängt, der mir die Luft abdrückt. Auch bestimmte Punkte an der Brust und am Rücken sind sehr schmerzempfindlich. Manchmal krampft sich das Herz zusammen. Ich kann mich nicht gut bücken, und ich kann nicht auf der linken Seite schlafen. Manchmal weckt mich mein Herz mitten in der Nacht, und ich fühle dort ein einziges großes Durcheinander. Diese Herzschwäche hindert mich an vielem, aber ich lasse mich davon nicht behindern. Ich kann keine Steigung nehmen, ohne außer Puste zu geraten. Tanzen kann ich nur ganz langsam, aber ich kann es. Den Druck auf der Brust kann ich mildern, wenn ich Gedichte spreche und mich dazu bewege. Teilweise singe ich dazu – meistens eigene Lieder. Oder ich mache eine andere Übung, ich spüre immer wieder neu ab, was in dem Moment gerade passt. Ich lasse mich nicht entmutigen.

Seit 2005 bin ich in der Havelhöher Herzschule (siehe Seite 68). Das meiste dort war mir nicht neu – aber von vielem habe ich sehr profitiert.

Körperlich nehme ich vielleicht manchmal zu wenig Rücksicht auf mich. Ich sollte zwar keine Gartenarbeit machen oder den Flur wischen, aber wenn ich das gerne möchte, dann tue ich es eben. Ich merke dann schon, dass ich nicht mehr viel Kraft habe, aber die Freude ist mir wichtiger. Sie ist das Wichtigste überhaupt. Ich möchte mich nicht immer nur um mich kümmern. Wenn ich nicht mehr offen bin für das Leid der Welt, dann gehe ich nicht richtig durchs Leben. Andere geben vielleicht besser auf sich Acht. Ich nehme in Kauf, dass ich vieles nicht mehr kann, aber vieles kann ich eben doch noch. Obwohl ich das Reisen weitgehend aufgegeben habe, würde ich gerne mal nach Südengland fahren oder auch noch mal eine Strecke auf dem Jakobsweg gehen. Irgendetwas mache ich immer. Ich muss mich immer umschauen.

Ein Defibrillator oder eine Herztransplantation kommen für mich nicht infrage. Wenn meine Zeit um ist, dann ist sie um. Künstliche Lebensverlängerer hindern Menschen oft am guten Sterben. So wünsche ich mir das nicht. Ich gehe meinen eigenen Weg, und wenn ich Hilfe brauche, gehe ich zum Arzt. Aber ob ich Hilfe brauche, entscheide ich selbst. Kein Arzt kann heilen. Er kann Hilfestellung geben, damit etwas heilen kann. Das Wichtigste muss ich selbst tun.«

Schöpferisch sein

Wärme und Rhythmus spielen auch bei der Kreativität eine wichtige Rolle. Dabei geht es nicht etwa um abstrakte Qualitäten, sondern um ganz praktische Maßnahmen, die im Alltag die

GEHT NICHT GIBT'S NICHT

»Das geht nicht« ist eine wunderbare Ausrede dafür, dass man sich nicht den Kopf zerbrechen oder erfinderisch sein will, sondern sich nur bequem im Sessel zurücklehnen und alles so belassen möchte, wie es jetzt ist. »Geht nicht, gibt's nicht.« Jedenfalls nicht in einer gelungenen Biografie.

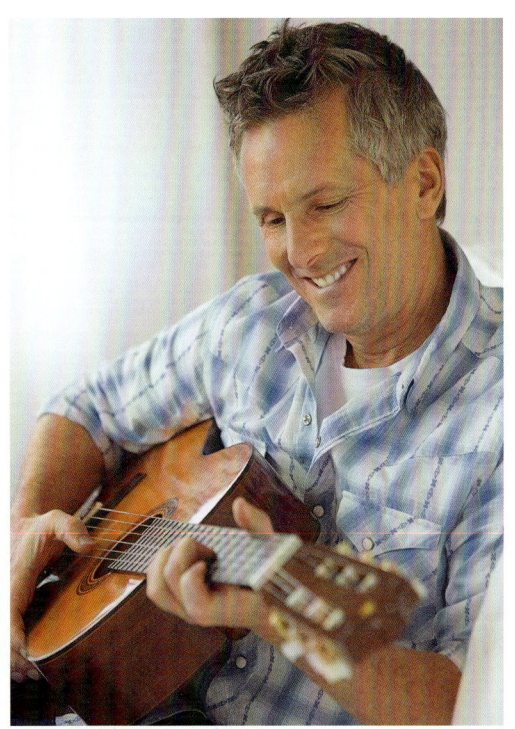

Ob Sie Gitarre spielen oder ein anderes Instrument, ob Sie malen, töpfern, sticken, stricken, weben oder auf ganz andere Weise kreativ sind – es ist gut für Ihr Herz.

Herztätigkeit unterstützen. Sie sind die Basis dafür, dass sich Kreativität entfalten kann, dass Sie selbst schöpferisch sein können.

Manches mag Ihnen vielleicht trivial vorkommen – aber wie leicht vergessen wir, dass es auch auf die ganz naheliegenden Dinge ankommt! Bewegen Sie das in Ihrem Herzen.

Auch Sie können, wie jeder Mensch, kreative, schöpferische Kräfte entfalten, selbst wenn Sie sich gar nicht für kreativ halten. Schöpferisch zu sein bedeutet viel mehr als gut zeichnen, malen oder musizieren zu können. Es bedeutet, die Gegenwart aus der Vergangenheit vorzubereiten und mit der Zukunft zu vereinigen. Flexibel umgehen zu können mit dem, was wir aus der Vergangenheit gelernt haben und mitbringen; und bereit zu sein, im Moment der Gegenwart alles zu vergessen, um es produktiv wiederzufinden und neu zu gestalten.

So wird ein Gitarrist nur dann ein Musikstück beseelt spielen können, wenn er es so oft geübt hat, dass er nicht mehr über die Grifftechnik nachdenken muss, sondern sich ganz auf die Begegnung mit der Musik einlassen kann.

Das Gute wollen und tun

Es klingt sehr einfach und ist manchmal doch ziemlich schwer: Tun Sie jeden Tag etwas Gutes. Die Frage nach dem Guten gibt Ihnen die Chance, inneren Frieden zu finden – und nicht etwa die Frage nach dem Richtigen, Zweckmäßigen, Schönen. Was für ein befriedigendes Gefühl ist es doch, wenn Sie am Abend entdecken können, dass es Ihnen im Tageslauf gelungen ist, sich für das Gute zu verwenden. Vielleicht mussten Sie Ihre eigenen Interessen dabei etwas zurücknehmen. Vielleicht war es nur etwas eher Unbedeutsames – aber es war gut.

Das Gute ist immer etwas Praktisches, nie Theorie: einem Kind über die Straße helfen, Anteilnahme schenken, einen Kollegen

aufmuntern; Blumen mit nach Hause bringen; den Müll unge-
fragt raustragen was auch immer. Gutes tun heißt, willentlich
etwas Hilfreiches zu tun. Es heißt, etwas völlig uneigennützig zu
tun, selbstvergessen. Nicht aus Angst vor Strafe oder aus Sühne
oder in der Hoffnung, dass man dann vielleicht in den Himmel
kommt. Gutes tun heißt, absichtslos aus vollem Herzen zu geben.
Nichts beruhigt Ihr Herz so gut und wärmt es so sehr wie das
Engagement für etwas Gutes. Dabei entsteht Frieden im Herzen.
Gewissensbisse melden sich immer dann, wenn es nicht gelungen
ist, Gutes zu tun. Denn das Gewissen ist die innere Instanz der
Güte, es misst die moralische Qualität unseres Handelns, die
Werte, für die wir stehen. Gut sein zu können bedeutet, eine ge-
reifte Herzensgüte in sich zu tragen.

Einen guten Rhythmus finden

Schon beim Thema »Sinnhaftigkeit« (siehe Seite 105) haben wir
erklärt, wie wichtig es ist, Gegensätze zu erkennen, zu respek-
tieren und in ein ausgewogenes Verhältnis zu bringen. Das gilt
auch für die Kreativität – nur auf anderen Ebenen.

Mut und Demut

Etwas zu riskieren, das Leben radikal zu verändern, Traditionen
und Gewohnheiten infrage zu stellen und kreativ etwas Neues zu
wagen – das erfordert Mut. Genauso ist es aber immer wieder
notwendig, sich in Demut zu üben, ein Schicksal zu akzeptieren,
sich in Unabänderliches zu fügen, etwas Höherem zu dienen und
dabei bescheiden zu bleiben.

Vielleicht würden Sie gern noch eine Weltreise machen, aber ausgerechnet jetzt muss Ihr Partner operiert werden, brauchen Ihre
Kinder oder Eltern Hilfe. Kurzum: Sie können nicht weg. Oder
Sie haben sich schon sehr darauf gefreut, einen Teil des Jahres in
einem Land Südeuropas zu verbringen – dort ist es wärmer als in
Deutschland, die Menschen sind freundlicher, und das Leben ist
günstiger. Und ausgerechnet jetzt haben Sie diese Herzprobleme,
und der Arzt sagt: »Geht nicht. Bitte zu Hause bleiben.« Hadern
Sie dann nicht mit diesem Schicksal, sondern erkennen Sie die

GELASSEN BLEIBEN

Der US-amerikanische
Theologe, Philosoph und
Politikwissenschaftler
Reinhold Niebuhr (1892–
1971) brachte die Fähig-
keit, Mut und Demut zu
Gleichmut zu vereinen, auf
den Punkt: »Gott, gib mir
die Gelassenheit, Dinge
hinzunehmen, die ich nicht
ändern kann; den Mut,
Dinge zu ändern, die ich
ändern kann; und die Weisheit, das eine vom anderen
zu unterscheiden.«

TIPP: **Sammeln Sie Ideen**
Manchmal kommen die schönsten neuen Einfälle ganz unverhofft. Gewöhnen Sie sich an, solche Ideen gleich aufzuschreiben, dann können Sie bei Bedarf darauf zurückgreifen. Und Ihr Herzensraum wird unversehens größer.

Chancen, die diese Situation für Sie bereithält. Wenn Sie der Reise nicht hinterherweinen, sondern das Ganze vielleicht einfach nur etwas aufschieben und stattdessen das notwendige Gute tun (siehe Seite 112), werden Sie Frieden damit schließen können. Mut und Demut finden Sie nie ohne eigenes Zutun in Ihrer Seele – Sie müssen sich immer dazu entschließen.

Traditionen achten – sich für Neues öffnen

Kreativität erwächst nicht aus dem Vergangenen, sondern immer aus dem Zukünftigen. Aber sie baut auf gewachsenen Traditionen auf, ohne Fundament wäre keine Kreativität möglich.

Bewahren und achten Sie also Traditionen, aber öffnen Sie sich für das Neue, Ungewohnte, noch nicht Gedachte. Bei Familienfesten können Sie zum Beispiel auch die Ideen anderer Verwandter beachten und ernst nehmen – und nicht nur Ihre eigenen Vorstellungen umsetzen.

Zu dieser Haltung gehört auch, mit Fragen leben zu können und Fragen ernst zu nehmen (siehe Seite 101). Nur indem Sie ganz neue Wege gehen, ausbrechen aus den eingetretenen Trampelpfaden, werden Sie wirklich Neues entwickeln können. Wie wichtig das ist, erkennt man meistens erst hinterher – aber dann umso intensiver und klarer.

Gewohnheiten pflegen – Ungeplantes ermöglichen

Eine rhythmische Tages- und Wochengestaltung erleichtert das Leben und die Herztätigkeit (siehe Seite 74 f.). Das heißt aber nicht, sich sklavisch einer Struktur zu unterwerfen, sie auf Biegen und Brechen einzuhalten. Das verhärtet nur, macht unbeweglich und unflexibel – auch das Herz.

Schauen Sie einmal genau hin: Wo brauchen Sie die Regelmäßigkeit, wo geht es um unkonventionelle Impulse, die in der Welt der Gewohnheiten immer wieder die Tore für etwas Neues öffnen? Ausnahmen dürfen die Regel bestätigen! Wenn Sie Überraschungen zulassen können, ohne sich der Willkür zu ergeben, wird Ihr Leben sehr viel reicher sein, und auch Ihr Herz wird flexibler bleiben.

Kreativität in der Lebensgestaltung

Für die Zeitmessung gibt es Uhren. Nach welcher Messung jedoch gestalten wir unser Leben? Da ticken die Uhren ganz anders, es sind keine Chronometer, sondern es ist im Herzen erlebte und gefühlte Zeit. Da geht es um einen Entwicklungsraum, in dem wir präsent sind.

In jeder Gegenwart leben Vergangenheit und Zukunft. Sie sind anwesend, bewegen uns innerlich, gehen uns etwas an. Vergangenes prägt uns manchmal für das ganze Leben: Erlebnisse aus der Kindheit, Kränkungen, Glücksmomente, Trauriges, Erfreuliches. Es kann aber auch schon Zukünftiges anwesend sein, lange bevor es sich erfüllt und verwirklicht: Wünsche, Hoffnungen, Ideale und Träume, die Sie schon lange hegen.

Von Tag zu Tag spannen Sie mit Vergangenheit, Gegenwart und Zukunft den Bogen der Sinnhaftigkeit Ihrer Lebensgestaltung weiter aus, der größte Bogen reicht von der Geburt bis zum Tod. Er ist gefüllt mit vielen größeren und kleineren Sinn-Bögen, und jeder hat seinen eigenen Stellenwert. Es gilt, sowohl das Vergangene wie auch das Zukünftige im Jetzt zu vereinigen – und zwar so, dass immer neues Leben, immer weiterführende Impulse entstehen. Denn genau das macht das Herz andauernd. Im Herzen kommen Vergangenheit, Gegenwart und Zukunft ständig zusammen (siehe Seite 15). Indem Sie sich das für Ihren Lebensprozess bewusst machen, stärken Sie Ihr Herz.

Mit Erfahrung reifen

Viele Schicksalsschläge oder Weichenstellungen in Ihrem Leben erschließen sich in ihrem Sinn erst einige Zeit später. Zu manchem sind Sie vom Leben gezwungen worden, obwohl Sie es sich gänzlich anders gedacht hatten. Das Schicksal macht jedem immer wieder einen Strich durch die so sorgsam ausgetüftelte Rechnung. Es gilt, damit kreativ umzugehen.

Wie geht das? Nicht indem Sie das, was Sie erlebt haben, nie wieder anschauen, es verdrängen und beerdigen – denn dann haben Sie »eine Leiche im Keller«. Sondern indem Sie das Geschehen vorerst in eine Ecke stellen und ruhen lassen, es aber immer wie-

TIPP: Sagen Sie nicht: »Das kann ich nicht.«

Manche Menschen meinen, sie könnten nicht kreativ sein. Es ist sicher ein Irrtum – jeder Mensch hat eine kreative Ader. Sie muss nur freigelegt werden. Fassen Sie sich ein Herz und buddeln Sie in Ihrem Inneren diese Gabe aus.

TIPP: Gold, Lavendel und Rose für Ihr Herz

Ein Herz-Salbenwickel mit einer Salbe aus Gold, Lavendel und Rose (*Aurum/Lavandula comp.* von Weleda) weitet einen durch Kummer oder Angst beengten Herzraum. Streichen Sie die Salbe messerrückendick auf ein dünnes gefaltetes Baumwolltuch und legen Sie es direkt auf die Herzregion (am besten über Nacht). Sie können mit der Salbe auch die Innenseiten der Oberarme einreiben. Sie ist durchlässiger und empfindlicher als die Außenseite und hat eine unmittelbare Beziehung zum Herzen, denn wenn Sie die Arme anheben und vor der Brust zusammenführen, umschließen Sie Ihren Herzraum.

der neu aufgreifen, sich ins Bewusstsein rufen und neu bewegen, neu betrachten. Vieles verändert sich auf diese Weise, Sie können bestimmte Ereignisse in einem völlig anderen Licht sehen. Und plötzlich erschließt sich ihr Sinn. Das bedeutet, aus Erfahrung zu lernen und in guter Weise zu reifen.

Tun Sie das nicht, verhärtet Ihr Herz. Denn das, was Sie bewegen, will auch Sie bewegen. Zukunft kann nur entstehen, wenn Sie die Vergangenheit nicht dem Vergessen oder Verdrängen anheimgeben, sondern immer wieder neu betrachten. Er-Innern heißt: nach innen nehmen, das Geschehen zum Bestandteil Ihres Inneren werden zu lassen. Daraus entstehen Reife und Charakter – beides hat nichts, aber auch gar nichts mit Intelligenz oder Wissen zu tun. Es sind Herzensqualitäten, für die es völlig egal ist, wie schlau jemand ist. Manchmal können die klügsten Menschen gleichzeitig auch die charakterlosesten sein.

Manchem Ereignis in Ihrem Leben können Sie sich vielleicht nur schrittweise nähern, weil es so schmerzhaft ist – nicht zu schnell, nicht zu viel auf einmal, nicht zu fordernd. Gehen Sie behutsam mit sich und Ihrem Herzen um. Vielleicht brauchen Sie professionelle Hilfe dabei. Genau das ist ja das Ziel einer Psychotherapie: Reifeprozesse vollziehen, indem Sie das, was scheinbar vergangen ist, aktualisieren und dabei Schritte gehen können, die Sie in der Situation selbst noch nicht vollziehen konnten.

Indem Sie sich Rechenschaft darüber ablegen, was Sie getan haben oder was Ihnen angetan wurde, indem Sie verstehen, warum es so und nicht anders gekommen ist, können Sie verantwortlich und kreativ Gegenwart und Zukunft gestalten. Dann können Sie die Dinge annehmen, wie sie sind, selbst wenn Sie sie noch nicht verstanden haben. Indem Sie sie immer wieder hervorholen und in Ihrem Herzen bewegen, werden Sie klug und weise.

Für die Zukunft offen sein

Wenn Sie sich dem auf Sie Zukommenden nicht mehr öffnen können, werden Sie depressiv. Weil Sie dann die Lust verlieren an Entwicklung und Veränderung; weil Sie die Hoffnung verlieren.

Das Zukünftige können wir nicht mit dem Verstand erfassen, sondern wir können es nur erahnen, erspüren, uns dafür öffnen und bereit machen, es anzunehmen. Sie können das etwas nachfühlen, wenn Sie sich in eine Kirche stellen oder ein Gemälde, eine Skulptur betrachten und sich fragen: Was hat der Architekt oder der Maler, der Bildhauer erlebt, dass er das so gebaut, gemalt oder herausgemeißelt hat? Und Sie werden vielleicht erkennen: Er hat damit etwas zum Ausdruck gebracht, wonach er tief in seinem Herzen gesucht hat. Etwas Zukünftiges, das es noch nicht gab, als das Werk entstanden ist, und das Sie heute fühlen können, indem Sie in der Kirche oder vor dem Kunstwerk stehen. Sie können eintauchen in Licht und Schatten, Bögen und Giebel, Räume und Formen, Farben und Bilder. Vielleicht ist das Zukünftige immer noch zukünftig, vielleicht ist es auch – teilweise – schon Wirklichkeit geworden.

Schöpferisch sein heißt nicht, etwas freizusetzen, was man sich vorgestellt oder planmäßig vorgenommen hat. Sondern es heißt, offen zu sein für das, was kommen will und es auf sich zukommen lassen – auf der Grundlage eines reichen Erfahrungsschatzes. Das ist etwas ganz anderes, als einen gut ausgetüftelten Plan zu haben und ihn auf Biegen und Brechen durchzusetzen. Es ist unmittelbar nachspürbar, dass das dem Herzen nicht guttut – es kann dann nicht mehr atmen, sondern wird in den Schraubstock eines unbeugsamen Willens gezwungen.

Manchmal ist es auch so, dass in den heutigen Geschehnissen erahnbar wird, was auf uns zukommen könnte. Das sind dann die Momente, in denen wir das Gefühl haben, dass uns der »Mantel der Geschichte« umweht – im Kleinen wie im Großen.

Wenn Sie ein gutes Gefühl für Ihren inneren Herzensraum haben, können Sie erkennen, wann etwas, das Ihnen unversehens begegnet, Bedeutung hat. Sie können sich innerlich neu einordnen und etwas erleben, das Sie darin bestätigt, auf einem guten

TIPP: Den Aufbruch wagen

Jeder Moment kann ein schöpferischer Moment sein, wenn Sie bereit sind, immer wieder den Aufbruch zu wagen: Indem Sie etwas tun, das Sie noch nie getan haben, Musik anhören, die Sie noch nicht kennen, exotische Gerichte kochen. Trauen Sie sich, das Ungeplante zu planen, das Ungewusste zu wissen und das Ungedachte zu denken.

118

TIPP: Biografiearbeit
Noch relativ unbeachtet,
aber sehr hilfreich bei
der Aufarbeitung von
Problemen, die das Herz
belasten, ist die Bio-
grafiearbeit. Dazu gibt es
lesenswerte Bücher (siehe
»Bücher, die weiterhelfen«,
Seite 122), noch besser ist
aber die gemeinsame
Arbeit mit einem speziell
dafür geschulten Biografie-
Berater (siehe »Adressen,
die weiterhelfen«,
Seite 123).

Weg zu sein. Und wenn Sie mit sich selbst gut in Kontakt sind, können Sie sich auch mit Unvorhersehbarem in Kontakt bringen und abspüren: Was hat das mit mir zu tun? Das gilt auch im Hinblick auf die zwischenmenschliche Begegnung.

Der Gegenwart vertrauen

Wir machen oft den Fehler, krampfhaft an dem festzuhalten, was wir uns vorgenommen haben. Und verpassen dann das eigentlich Wichtige, vor allem in der Begegnung mit anderen Menschen. Dazu gibt es ein gutes Beispiel aus der Waldorfpädagogik: Rudolf Steiner hat den Lehrern an Waldorfschulen ans Herz gelegt, dass sie einen genauen Plan für den Unterricht haben, genau wissen, was sie mit den Kindern machen wollen, und nichts dem Zufall überlassen. Dass sie dann aber genau diesen Plan ablegen und vergessen, sobald sie der Klasse gegenüberstehen. Warum? Weil sie nur so wahrnehmen können, was ihnen seitens der Kinder entgegenkommt. Indem sie das aufgreifen, können sie den Unterricht gestalten – allerdings auf der Grundlage ihrer sehr sorgfältigen Vorbereitung. Halten sie nur an dem Plan fest, ohne die Kinder zu beachten, werden sie den Unterricht an ihnen vorbei machen. Haben sie sich nicht ausreichend vorbereitet, tanzen ihnen die Kinder auf der Nase herum. Dieses Beispiel können Sie auf viele andere Lebenssituationen übertragen.

Schöpferisch sind wir, wenn wir etwas Neues in die Welt bringen, von dem wir noch nichts wussten, das aber Zeit hatte, in uns auf dem Boden der Vergangenheit zu wachsen. Der große Lyriker Rainer Maria Rilke formulierte das so: »Vergangenheiten sind dir eingepflanzt, um sich aus Dir wie Gärten zu erheben.«

Das Leben gelingen lassen

Wenn das Leben als gelungen empfunden wird, wenn der Lebensbogen rund ist, dann bedeutet das immer, dass das Herz ebenso ein soziales Organ wie ein Beziehungsorgan ist. Denn nichts wärmt das Herz so wie menschliche Begegnungen und Beziehungen, und nur wenig kann ihm so sehr schaden wie ein Mangel an menschlichen Beziehungen (siehe Seite 38).

Das wichtigste Band dafür ist die Liebe. Sie verbindet alles – Partnerschaft, Familie, Freundschaften. Sie verbindet den Menschen mit seinem Umkreis.

Die Liebe wärmt das Herz

Zu lieben bedeutet, im Herzen auf der Ebene von Ich und Du berührbar zu sein. In eine Dynamik zu kommen, wo Ich und Du den Platz wechseln und eins werden können. Wo wir lieben, haben wir immer auch die Sehnsucht, mit dem anderen tief zu harmonieren oder gar zu verschmelzen.

Liebe braucht immer ein Gegenüber, sie kann sich nur in Beziehung entfalten. Zu lieben heißt, sich für den anderen auf allen Ebenen zu öffnen. Es heißt auch, etwas für jemanden zu tun – aber nie berechnend. Liebe bedeutet, ohne Gegenerwartung zu geben, sie hat immer etwas mit Absichtslosigkeit und Selbstlosigkeit zu tun: zuzulassen, dass das Herz auch für ein anderes Wesen schlägt, nicht nur für mich.

Bedingungslose Liebe kennt nicht die Frage nach dem Warum und Wozu, sie ist nie zweckmäßig. Sie ist einfach da. Und nur sie ermöglicht die gute Tat. Etwas aus Liebe zu tun heißt, etwas aus der größten Freiheit heraus zu tun, frei werden zu können, nicht mehr in sich gefangen zu sein, ein weites Herz zu bekommen.

Nicht ohne Grund heißt es im 1. Buch Korinther, Vers 13: »Wenn ich in den Sprachen der Menschen und Engel redete, hätte aber die Liebe nicht, wäre ich dröhnendes Erz oder eine lärmende Pauke. Und wenn ich prophetisch reden könnte und alle Geheimnisse wüsste und alle Erkenntnis hätte, wenn ich alle Glaubenskraft besäße und Berge damit versetzen könnte, hätte aber die Liebe nicht, wäre ich nichts. Und wenn ich meine ganze Habe verschenkte, wenn ich meinen Leib dem Feuer übergäbe, hätte aber die Liebe nicht, nützte es mir nichts.« Aber auch hier gilt es, zwischen den Polaritäten auszugleichen, dem Vorbild des Herzens zu folgen.

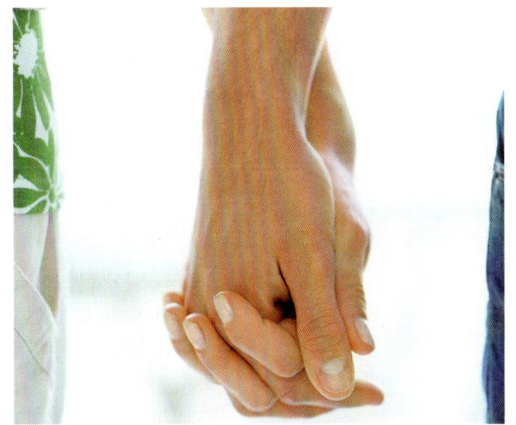

Herzerwärmendes Füreinander-Dasein: Liebe schenken können Sie in jedem Lebensalter und nicht nur in der Partnerschaft.

AUTONOM SEIN UND VERBUNDEN

So manche Krankheit hat ihren Ursprung in einer mangelhaften Fähigkeit, die eigene Autonomie zu bewahren und sich gleichzeitig in das große Ganze zu integrieren. Auch das Herz leidet, wenn uns das nicht gelingt.

Autonom sein – sich hingeben

Die Sehnsucht, mit einem anderen Menschen in der Liebe zu verschmelzen, birgt immer die Gefahr der kompletten Selbstaufgabe. Wenn wir uns im anderen verlieren, verlieren wir unsere Mitte, den Halt im Leben, unsere Souveränität, Sicherheit und Selbstständigkeit.

Das Besondere des Menschen ist ja, dass er sowohl ein soziales Wesen ist wie auch ein Einzelwesen. Eremiten können jahrzehntelang alleine leben – aber sie stehen immer in Verbindung mit einer höheren Macht. Sie leben autonom, aber nicht beziehungslos. Ihre Hingabefähigkeit richtet sich nicht auf andere Menschen, sondern auf das Geistige, die Natur, das Leben in seiner reinen Form in der Einsamkeit.

Normalerweise jedoch brauchen wir das Soziale. Andere Menschen, mit denen wir uns verbinden können, eine Gemeinschaft, in die wir uns integrieren können. Frei und unseres Selbst bewusst – aber eben auch integrationsfähig.

Allein sein – gesellig sein

Ein ähnliches Gegensatzpaar ist das Alleinsein und das Zusammensein mit anderen. Wir brauchen immer wieder die Möglichkeit, uns zurückziehen, Abstand zu nehmen von anderen und Erlebtes zu verinnerlichen. Und genauso brauchen wir es, uns in die Gemeinschaft einzufügen, gesellig zu sein.

Sie kennen das: Wenn Sie lange Zeit gezwungenermaßen mit vielen Menschen zusammen sind, wächst in Ihnen das dringende Bedürfnis nach Ruhe, Einsamkeit, Stille. Oder wenn Sie ein wirklich schwieriges Problem in Ihrem Herzen bewegen müssen, dann ziehen Sie sich zurück und wollen allein sein. Und umgekehrt ist es genauso.

Freundschaften und Beziehungen wollen jedoch gepflegt sein – das sind Herzensleistungen. Jede gelungene Begegnung hat ebenso etwas Künstlerisches, Spielerisches, Heiteres, Leichtes wie etwas Tiefes, Gehaltvolles, Gewichtiges. Beziehungen pflegen heißt, sie mit Herzenswärme erfüllen und atmen zu lassen. In Kontakt sein, aber auch wieder loslassen können.

Sich selbst lieben – den/die anderen lieben

»Liebe deinen Nächsten wie dich selbst«, heißt es in der Bibel. Genau das ist wohl eine der schwierigsten Herzensaufgaben. Oft trauen wir uns nicht, uns selbst wirklich zu lieben, und zwar so, wie wir sind, mit allen Stärken und Schwächen. Nicht im Sinne von Egozentrik, Wichtigtuerei, Selbstgefälligkeit, sondern im Sinne von Wertschätzung, Akzeptanz, Respekt.

Ein gesunder Egoismus ist wichtig, damit wir im Leben stehen und uns behaupten können. Aber genauso ist es wichtig, die Perspektive zu wechseln und den anderen zu lieben. Es gehört zur künstlerischen, kreativen Seite des Liebens, hier innezuhalten, einen Schritt zurückzutreten und sich selbst erst einmal außen vor zu lassen, um den anderen in seiner Intention liebevoll zu verstehen. Beziehung kann nur auf Augenhöhe gelingen, nicht in der Unterwerfung und auch nicht in der Dominanz.

Verzeihen können

Wenn wir uns häufiger in dieser Herzenstugend üben würden, wären viele Beziehungen und Freundschaften stabiler und dauerhafter. Und dem Herzen bliebe viel Leid und Stress erspart.

Das gilt auch für das Verzeihen. Auf Seite 115 haben wir ausgeführt, wie wichtig es ist, Erlebnisse immer wieder in unserem Herzen zu bewegen, daran zu reifen. Dazu gehört auch die Herzenstugend, verzeihen zu können. Denn Verbitterung vergiftet das Herz. Vielleicht dauert es viele Jahre, bis so ein Verzeihen möglich ist. Und doch lohnt sich immer wieder der Versuch, sich dieser Aufgabe zu stellen. Womöglich haben Sie selbst schon erlebt, wie schmerzlich es ist, wenn ein Mensch stirbt, mit dem Sie im Streit auseinandergegangen sind und Sie sich weder aussprechen noch verzeihen konnten. Und wie sehr belastet das Ihr Herz – oft über viele Jahre hinweg.

Es ist eine Herzensqualität, in einer Freundschaft oder Beziehung den anderen so zu lassen, wie er ist, ihn in seinen Eigenarten zu lieben und auf seinem Lebensweg zu begleiten. Und es ist eine der wichtigsten Herzensweisheiten, die Tiefendimensionen des Lebens in Liebe ausleuchten zu können – dabei bleiben wir lebendig.

LEBENDIG SEIN

»Lebendig ist, wer wach bleibt, sich den anderen schenkt, das Bessere hingibt, niemals rechnet. Lebendig ist, wer das Leben liebt, seine Begräbnisse, seine Feste, wer Märchen und Mythen auf den ödesten Bergen findet. Lebendig ist, wer das Licht erwartet in den Tagen des schwarzen Sturms, wer die stilleren Lieder ohne Geschrei und Schüsse wählt, sich zum Herbst hinwendet und nicht aufhört zu lieben.«
(Luigi Nono: Intolleranza)

Bücher, die weiterhelfen

Bartens, Werner
Körperglück
Droemer Verlag
Eine ebenso lehrreiche wie unterhaltsame Lektüre über den weitreichenden Einfluss der Seele auf körperliche Vorgänge.

Blech, Jörg
Heilen mit Bewegung: Wie Sie Krankheiten besiegen und Ihr Leben verlängern
Fischer Taschenbuch
Es ist erstaunlich, wie vielfältig Bewegung unsere Gesundheit zum Positiven beeinflusst. Wetten, dass Sie nach der Lektüre dieses Buches sofort einen Spaziergang machen?

Bopp, Annette; Fried, Andreas; Friedenstab, Ursula (Hrsg)
Die Havelhöher Herzschule
Verlag Urachhaus
Eine ausführliche und spannende Beschreibung des Konzepts der Havelhöher Herzschule, die sich am Programm von Dean Ornish orientiert, dieses aber an europäische Verhältnisse anpasst und durch Elemente aus der Anthroposophischen Medizin ergänzt.

Burkhard, Gudrun
Schlüsselfragen zur Biographie.
Ein Arbeitsbuch
Verlag Freies Geistesleben
Gudrun Burkhard hat das Konzept der Biographiearbeit maßgeblich entworfen und geprägt. Sie zeigt, wie man auch Krisen und Wendepunkte im Leben akzeptieren und wertschätzen kann.

Burkhard, Gudrun
Die Freiheit im »Dritten Alter«: Biographische Gesetzmäßigkeiten im Leben ab 63
Verlag Freies Geistesleben
Eine gute Ergänzung für Menschen jenseits der 60 zu dem vorstehend genannten Grundwerk zur Biographiearbeit.

Cameron, Julia
Der Weg des Künstlers. Ein spiritueller Pfad zur Aktivierung unserer Kreativität.
Knaur Taschenbuch
Eine gut lesbare und nachvollziehbare Anleitung, wie wir unsere schöpferische Ader freilegen und in unser Leben integrieren können.

Kabat-Zinn, Jon
Stressbewältigung durch die Praxis der Achtsamkeit
Arbor Verlag (Audiobook)
Jon Kabat-Zinn hat die Meditation der Achtsamkeit schon in den USA eingeführt. Heute gehört sie zum Therapieprogramm namhafter Kliniken. Auch in Deutschland erfreut sie sich steigender Beliebtheit (Adressen für Kurse siehe Seite 124.)

Lown, Bernard
Die verlorene Kunst des Heilens
Schattauer Verlag
Einer der renommiertesten Kardiologen der Welt wandelt sich vom dogmatischen Schulmediziner zum Befürworter einer ganzheitlich orientierten Medizin. Eine Pflichtlektüre für Ärzte, aber ebenso gut lesbar für Nichtmediziner.

Lütz, Manfred
LebensLust: Wider die Diät-Sadisten, den Gesundheitswahn und den Fitness-Kult
Knaur Taschenbuch
Ein höchst amüsantes und ein ebenso engagiertes wie süffig zu lesendes Plädoyer für ein bewusstes, spirituelles und am individuellen Wohlbefinden orientiertes Leben.

Ornish, Dean
Revolution in der Herztherapie
Lüchow Verlag
Der Klassiker unter den Büchern über das Herz und eine anschauliche Schilderung, in welch hohem Maße unsere Lebensweise die Herzgesundheit beeinflusst.

Ricard, Matthieu
Glück
Nymphenburger Verlagsanstalt
Eine Anleitung, wie sich das Glück im eigenen
Leben entdecken lässt. Denn jeder von uns trägt
die Fähigkeit, glücklich zu sein, in sich. Er muss
sie nur erkennen und zulassen.

Roediger, Eckhard
**Besser leben lernen: Innere Balance
zwischen Wunsch und Wirklichkeit**
Verlag Urachhaus
Oftmals sind wir blind für den Sinn unseres
Lebens und den eigenen Lebensweg. Dieses Buch
zeigt, wie wir uns dafür öffnen können und
dabei realistisch bleiben.

Van Lommel, Pim
Endloses Bewusstsein
Patmos Verlag
Dieses Buch zeigt, dass Menschen immer noch
über ein Bewusstsein verfügen, auch wenn sie
bereits klinisch tot sind. Es animiert, neu über
die Grundfragen des Lebens nachzudenken.

Wais, Mathias
**Biographie-Arbeit und Lebensberatung:
Krisen und Entwicklungschancen des
Erwachsenen**
Verlag Freies Geistesleben
Eine gute Einführung in die Möglichkeiten, die
Biografiearbeit bietet: Frieden zu schließen mit
dem, was war und ist. Den eigenen Lebensweg
reflektieren und bejahen können.

Zajonc, Arthur
**Aufbruch ins Unerwartete: Meditation als
Erkenntnisweg**
Verlag Freies Geistesleben
Eine gut lesbare Einführung in das meditative
Leben, wobei verschiedene Traditionen berück-
sichtigt werden, nicht nur die asiatische. Und eine
Anleitung, wie man sich von eingefahrenen Sicht-
weisen lösen und neue Perspektiven gewinnen
kann.

Aus dem GRÄFE UND UNZER VERLAG

Bopp, Annette, Breitkreuz, Thomas
**Bluthochdruck senken.
Das Drei-Typen-Konzept**

Cheung, Awai
**Die Qi-Formel: Das Geheimnis der inneren
Zufriedenheit**

Daiker, Ilona
Gelassen wie ein Buddha

Engelbrecht, Sigrid
Lass los, was deinem Glück im Weg steht

Eßwein, Jan
Achtsamkeitstraining

Hainbuch, Dr. Friedrich
**Progressive Muskelentspannung
(Übungsbuch mit CD)**

Langen, Dietrich
Autogenes Training

Lindinger, Karin
Lass los und … gewinne!

Mannschatz, Marie
**Meditation – Mehr Klarheit und innere Ruhe
(Übungsbuch mit CD)**

Mertens, Wilhelm; Oberlack, Helmut
Qigong (Übungsbuch mit CD)

Trökes, Anna
**Yoga – mehr Energie und Ruhe
(Übungsbuch mit CD)**

Adressen, die weiterhelfen

ANTHROPOSOPHISCHE KRANKEN-HÄUSER MIT KARDIOLOGISCHEN ABTEILUNGEN:

Deutschland

Gemeinschaftskrankenhaus Herdecke, Abteilung für Innere Medizin Leitung Kardiologie: Dr. med. Jakob Gruber

Gerhard-Kienle-Weg 4
D-58313 Herdecke
Telefon 0 23 30-62-0
www.gemeinschaftskrankenhaus.de

Gemeinschaftskrankenhaus Havelhöhe Abteilung Kardiologie Leitender Arzt: Dr. Dr. med. Andreas Fried

Kladower Damm 221
D-14089 Berlin
Telefon 0 30-3 65 01-0
www.havelhoehe.de

Paracelsus Krankenhaus Unterlengenhardt Leitender Arzt: Dr. med. Thomas Breitkreuz

Burghaldenweg 60
D-75378 Bad Liebenzell
Telefon 0 70 52-9 25-0
www.paracelsus-krankenhaus.de

Schweiz

Ita Wegman Klinik Abteilung Kardiologie

Pfeffingerweg 1
CH-4144 Arlesheim
www.wegmanklinik.ch

WEITERE NÜTZLICHE ADRESSEN

Herzschule Havelhöhe

Kladower Damm 221
D-14089 Berlin
Telefon 0 30-3 65 01-2 80
www.herzschule.de

Achtsamkeitsmeditation

Kurs- und Seminarangebote sowie
CDs mit Anleitungen finden Sie unter
www.achtsamkeit.info oder
www.achtsamkeit.org.

Biografie-Beratung

Fragen Sie Ihren Arzt nach einem Biografie-Berater oder suchen Sie im Internet nach einer Praxis, die Ihnen zusagt.

BEZUGSADRESSEN

Armatur für Öldispersionsbäder und Öle

Jungebad KG

Heckenweg 30
D-73087 Bad Boll
Telefon 0 71 64-1 44 61
www.jungebad.com

Anthroposophische Heilmittel

Wala Heilmittel GmbH/ Dr. Hauschka Kosmetik

Dorfstraße 1
D-73078 Bad Boll / Eckwälden
www.wala.de

Weleda AG

Möhlerstraße 3
D-73525 Schwäbisch Gmünd
www.weleda.de

Sachregister

Impressum

Projektleitung: Reinhard Brendli

Lektorat: Anna Cavelius

Bildredaktion: Petra Ender

Umschlaggestaltung und Layout: independent Medien-Design, Horst Moser, München

Satz: Uhl + Massopust, Aalen

Herstellung: Christine Mahnecke

Lithos: Repro Ludwig, Zell am See

Druck: Firmengruppe APPL, aprinta druck, Wemding

Bindung: Firmengruppe APPL, sellier druck, Freising

ISBN 978-3-8338-2172-1

1. Auflage 2011

Bildnachweis

Fotos und Illustrationen:
Alamy: S. 88, 96, 104; Annette Bopp: S. 68; Agentur Focus: S. 13, 40, 44; Corbis: S. 2 (links), 22; Getty: vordere Umschlagseite, S. 2 (rechts), 3, 6, 8, 28, 30, 52, 56, 58, 61, 64, 74, 76, 80, 86, 98, 100, 106, 112, 119; Jump: S. 1, 18, hintere Umschlagseite (rechts); Mauritius: S. 72; Photolibrary: S. 47, 85, 103; Privat: S. 4; Johannes Rodach: S. 92; Ingrid Schobel: S. 11, 42; Stockfood: hintere Umschlagseite (links)

Syndication:
www.jalag-syndication.de

Wichtiger Hinweis

Alle Ratschläge, Anwendungen und Übungen in diesem Buch wurden von den Autoren sorgfältig recherchiert und in der Praxis erprobt. Dennoch können nur Sie selbst entscheiden, ob und inwieweit Sie diese Vorschläge umsetzen können und möchten. Lassen Sie sich in allen Zweifelsfällen zuvor durch einen Arzt oder Therapeuten beraten. Weder Autoren noch Verlag können für eventuelle Nachteile oder Schäden, die aus den im Buch gegebenen praktischen Hinweisen resultieren, eine Haftung übernehmen.

Umwelthinweis

Dieses Buch ist auf PEFC-zertifiziertem Papier aus nachhaltiger Waldwirtschaft gedruckt. Um Rohstoffe zu sparen, haben wir auf Folienverpackung verzichtet.

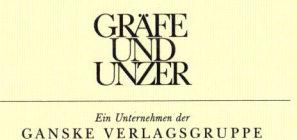

GRÄFE UND UNZER

Ein Unternehmen der
GANSKE VERLAGSGRUPPE

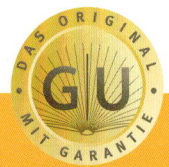

Unsere Garantie

Mit dem Kauf dieses Buches haben Sie sich für ein Qualitätsprodukt entschieden. Wir haben alle Informationen in diesem Ratgeber sorgfältig und gewissenhaft geprüft. Sollte Ihnen dennoch ein Fehler auffallen, bitten wir Sie, uns das Buch mit dem entsprechenden Hinweis zurückzusenden. Gerne tauschen wir Ihnen den GU-Ratgeber gegen einen anderen zum gleichen oder zu einem ähnlichen Thema um.

Liebe Leserin und lieber Leser,

wir freuen uns, dass Sie sich für ein GU-Buch entschieden haben. Mit Ihrem Kauf setzen Sie auf die Qualität, Kompetenz und Aktualität unserer Ratgeber. Dafür sagen wir Danke! Wir wollen als führender Ratgeberverlag noch besser werden. Daher ist uns Ihre Meinung wichtig. Bitte senden Sie uns Ihre Anregungen, Ihre Kritik oder Ihr Lob zu unseren Büchern. Haben Sie Fragen oder benötigen Sie weiteren Rat zum Thema? Wir freuen uns auf Ihre Nachricht!

GRÄFE UND UNZER VERLAG
Leserservice
Postfach 86 03 13
81630 München

Wir sind für Sie da!
Montag–Donnerstag: 8.00 –18.00 Uhr
Freitag: 8.00 –16.00 Uhr
Tel.: 0180 - 500 50 54*
Fax: 0180 - 501 20 54*
E-Mail: leserservice@graefe-und-unzer.de

*(0,14 €/Min. aus dem deutschen Festnetz,
 Mobilfunkpreise maximal 0,42 €/Min.)

Neugierig auf GU?
Jetzt das GU Kundenmagazin und die GU Newsletter abonnieren.

Wollen Sie noch mehr Aktuelles von GU erfahren, dann abonnieren Sie unser kostenloses GU Magazin und/oder unseren kostenlosen GU-Online-Newsletter. Hier ganz einfach anmelden:
www.gu.de/anmeldung

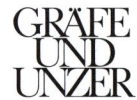

Ein Unternehmen der
GANSKE VERLAGSGRUPPE